ニューロンで解く
心の苦しみと安らぎ

脳科学と仏教の接点

松本隆男 著

東京電機大学出版局

まえがき

宗教は疲れて近代科学に置換され然(しか)も科学は冷く暗い

宮沢賢治[1]

　わが国では近年，年間2万人を超える自殺者が出ている[2]。心に苦しみを長く抱えて，それを解消したりそれに耐えたりすることができないまま，行き場を失って自らの生命を絶つに至った方々の心の中は察するに余りある。自殺に至る心の苦しみにはさまざまなものがあるに違いない。それらの心の苦しみに共通しているのは，自分を取り囲む環境が自分の意思に反したものであり，それが厳然と存在し，それによって自分が脅かされ覆されるような心の状況であろう。複雑化・組織化した現代社会では，自分を取り囲む環境が大きくとらえどころのないものと思われ，自分の存在が小さく思われてしまう。自殺にまで至るような心の苦しみが生まれる原因は，そのようなところに潜在しているのではないだろうか。

　自殺にまで至らなくても，日常生活の中でわれわれはいろいろな心の苦しみを経験する。天災や交通事故で子供や親を亡くす。人との間で小さなことがきっかけとなって諍(いさか)いが始まる。老化に伴う身体の不具合，長く続く闘病生活，受験の不合格，盗難や紛失など，大小さまざまである。

　冒頭に宮沢賢治の言葉を示した。その中にある「宗教」についてまず考えてみよう。宮沢賢治が信奉していたのは仏教であるから，ここでは仏教を取り上げてみる。約2500年前のインドで釈迦によって説かれた教えは，現代においても人々に対して心の苦しみから解放される道を提供してくれている[3]。しかし，現代の日本ではそれが真の意味で人々に広く深く受け入れられているとは言い難い。それにはいくつかの理由が考えられる。1つには本来の仏教が実践

に重きを置いているため，忙しい現代生活の中ではそれに従うにはかなりの精神力と時間的余裕が求められることである。また2つめの理由として，仏教の対象が心であり，とらえがたいものであることも挙げられる。釈迦が自己体験によって得たものを，われわれが言葉（文字・話）のみを通して観念的に身につけることは難しい。そして最後の理由として，日本に伝播してきた大乗仏教の性格も挙げることができるのではないだろうか。大衆の救済を主眼に置いた大乗仏教では，それまでの仏教と比べると，神秘主義的な要素（仏や菩薩を，仏教を体得した究極の人間として見るのではなく，神格化・偶像化し，大衆が崇拝し帰依する対象として見る傾向）が加わっている[4]。そのことで，「実践」よりも「信仰」に重きが置かれることになった。その結果，心に苦しみを抱えていながらも仏や菩薩に対する信仰心をもつことができない人は，そのような仏教から外れていくことになる。もちろん，禅のように「実践」に重きを置く仏教もあるが，多くの人がそれをよりどころとしているわけでもない。以上の3つの理由から，現代の日本の仏教は，人々の期待に十分に応えているとは言い難い[5]。

　次に，冒頭の言葉の中にある「科学」について考えてみよう。科学は，自然界を客体化して観察し，分析，合成，推論，実験などを通して万人が受け入れることができる共通の枠組みを構築することで，自然界に対する人間の視野を拡大させてきた。そして，科学は技術と結びつくことにより，人間が生きていくうえで遭遇する種々の心の苦しみをかなりの部分解消してくれた。医学や医療技術の進歩によって病気の予防法や治療法が改善され，人間の寿命は伸びた。工学と製造技術・応用技術の進歩は生活環境を便利で居心地の良いものに変え，物質的に豊かなものに変えた。しかしながら，人間の心の苦しみが根本から解消されたかというと，そうではない。その理由は，科学が人間の喜怒哀楽のような心の奥深いところまでを掌握できていないからである。冒頭の言葉は，科学（農学）者であり仏教者でもあった宮沢賢治が1926年にまとめた『農民芸術概論綱要』の中で述べたものであるが，当時と現代とで状況はあまり変わっていないと言える。現に，脳科学者である茂木健一郎氏は著書『脳と仮想』の中で「科学が，魂の救済の問題に関心を持たないのは当然のことである。喜びも，悲しみも，嘆きも，怒りも，すべては科学がその方法論の適用の対象とはしない，数に置き換えることのできない主観的経験の中にあるからである」とまで述べておられる[6]。心は，個々人の内部に存在し意識的あるいは無意識的に動

くものであり，科学の立場から客観性に基づいてこれを掌握するにはきわめて難しいものがあることは確かである．

ところで，1980年代以降，ニューロサイエンス（神経科学）あるいはブレインサイエンス（脳科学）が多くの人々の関心を集めるようになった．人や動物の脳のはたらきについて，ニューロン（神経細胞）を基礎にした実験や理論による研究が進み，脳の機能である認知・記憶・判断・学習などのメカニズムが明らかになってきた[7][8]．新しい測定技術が開発されたことにより，脳の部位と人間の精神活動の対応づけについても研究が進められた．脳活動を測定することにより，その人が考えている内容の一部を検出できるようになっている．心がもつ機能の一部を科学的に取り上げることが可能となってきたわけである．脳のメカニズムを真似てそれを工学に応用する研究も始まり，認知や制御などロボット技術の領域でその成果が使われるようになった．著者自身にも，かつて電気通信の分野でこの種の応用技術について研究を行った時期がある[9][10]．

上述したような脳に関わる研究の進展に呼応して，宗教を脳の立場からとらえる試みもなされてきている．たとえば，仏教の修行形態の1つである坐禅が検討の対象として取り上げられている．坐禅中の脳波を測定した実験では，坐禅によって周期の長い脳波が発生しやすくなることが報告されている[11]．また，坐禅とホルモンの関係についても考察がなされている．人間が安らぎを感じるとき，脳内ではセロトニンというホルモンが分泌されるが，坐禅によって分泌が促されるそうである[12]．さらに，仏教の専門家（僧侶など）とニューロサイエンスの専門家とが双方の知識や経験を交換して，2つの分野にまたがる未知の領域を探ろうとする試みも報告されている[13]．

宗教を脳の立場からとらえようとするこのような試みは，宗教への新しいアプローチであり，大変魅力的で重要な試みである．科学技術が普及した現代では，人々は科学技術に関わる知識や考え方に慣れているので，宗教についての理解を深める際にも，科学技術的な手法を利用することは効果的であると思われる．科学の重要な研究対象となっている脳の立場から宗教をとらえることができれば，宗教と科学の間にチャンネルが生まれ，新しい地平が展開する可能性がある[14]．しかし，上述した脳と宗教に関わるこれまでの報告では，研究の対象は脳の生理的な現象（脳波やホルモン分泌）の計測に限定されており，心の苦しみが生まれる脳内のメカニズムにまでは及んでいないようである．

まえがき

　本書では脳の立場から心の苦しみをとらえる。ただし，上述したこれまでの試みとは立場を変えて，ニューロンが相互に結合して形づくるネットワーク（これをニューラルネットワークとよぶことにする）の立場から心の苦しみを考察する。心は漠としたとらえどころのないものであるため，心に苦しみを抱えていると人はそれに縛られ埋没しがちである。それを冷静にとらえたり制御したりすることは容易ではない。しかし，心に苦しみが生まれるメカニズムをニューラルネットワークによって表現できれば，心の苦しみを可視化することになる。そして，そのことが心の苦しみを制御するうえでの助けとなる。本書では，そのようなニューラルネットワークと仏教の教えの関わりについて考察する。

　本書は，著者がこれまで国際神経回路学会（International Neural Network Society）の論文誌および米国の認知科学会（Cognitive Science Society）主催の国際会議で発表した内容を基本にし，それを補充し発展させてまとめたものである[15][16]。

　本書の1章では，一般読者のためにニューロンに関する基本的なことがらを取り上げる。また，ニューロンの動作を単純化して表すためのモデルを紹介する。複数のニューロンが結合してつくられるニューラルネットワークの動作について，ニューロンのモデルを用いて説明する。2章では，認知科学や心理学の分野で研究されている認知的不協和（Cognitive dissonance）について述べる。認知的不協和は不快な感情を生み出す心理的な現象であり，実験を中心にして研究がなされてきている。本書ではこの現象に注目して，心に苦しみが生まれるメカニズムを考察する。3章では，心の苦しみの原因となるニューラルネットワークとして「苦しみのトライアングル」を提案する。これは，ニューロンに対応したユニット3個が相互に結合してつくられる簡単な回路である。これを構成するユニットとリンクの間に存在する不整合が心の苦しみに結びつくことを理論的に示す。そして，その理論が妥当であることを認知科学の実験結果と対比させて示す。4章では，意識のありようによって心の苦しみに変化が現れることを，「苦しみのトライアングル」をもとにして示す。意識の向かう先が現実の事象であるか仮想の事象であるかによって，心の苦しみの時間的変化に違いが出てくることを示す。5章では，初期仏教（原始仏教とよばれることもある）の経典などで示されている心の苦しみに関する教えを，「苦しみのトライアングル」の立場から解釈する。それにより，「苦しみのトライアングル」の妥当性

を明らかにする。6章では，「苦しみのトライアングル」に限定せず，より規模の大きなニューラルネットワークの立場から心の安らぎについて考察する。そこでも主に初期仏教で示されている教えと対比しながら考察を行う。

　本書では，説明の都合上，数式を用いている箇所がある。専門的な記号や考え方が含まれている数式には必要に応じて注を付けている。ただ，数式は補助的に用いているものなので，関連する図表をご覧になるだけでもそこでの論旨はご理解頂けると思う。

　参考文献からの引用箇所では，原文をそのまま記載している。ただし，難解な漢字については，著者の判断でふりがなを付してある。

2016年9月

松本　隆男

目　次

まえがき……………………………………………………………………… *i*

1章　ニューロンのモデルとネットワーク ……………………… *1*

1.1　脳とニューロン …………………………………………………… *2*
1.2　ニューロンの構造と動作 ………………………………………… *4*
1.3　ニューロンの結合 ………………………………………………… *6*
1.4　ニューロンのモデル ……………………………………………… *7*
1.5　Hebbの法則 ……………………………………………………… *11*
1.6　多層型ニューラルネットワーク ………………………………… *14*
1.7　双安定ニューラルネットワーク ………………………………… *19*
1.8　結合したユニット間の整合性 …………………………………… *23*
1.9　ニューラルネットワーク全体の整合性 ………………………… *26*
1.10　相互結合型ニューラルネットワーク …………………………… *27*

2章　認知的不協和と心の苦しみ ……………………………… *35*

2.1　認知的不協和の理論 ……………………………………………… *36*
2.2　認知的不協和の実験 ……………………………………………… *38*
2.3　心の苦しみの発生，持続，増大そして減少 …………………… *45*
2.4　心の苦しみと過去，現在，未来の関係 ………………………… *46*

3章　心の苦しみとニューロン　49

- 3.1　心の苦しみに関わる脳のモデル　50
- 3.2　認知的不協和を表現するためのモデル　51
- 3.3　結合領域のリンクがもつ重みの意味　54
- 3.4　イソップ物語の狐の場合　57
- 3.5　Brehmによる心理学実験の場合　63
- 3.6　Freedmanによる心理学実験の場合　67
- 3.7　不整合度のマップ化　71

4章　意識の切り替えと心の苦しみ　75

- 4.1　意識の切り替え　76
- 4.2　意識の切り替えと心の苦しみの変化　84

5章　「苦しみのトライアングル」と初期仏教　93

- 5.1　貪欲と嫌悪と迷妄　95
- 5.2　現実の肯定　98
- 5.3　不二　102
- 5.4　識別作用　106
- 5.5　優越感と劣等感　111
- 5.6　布施　114
- 5.7　持戒　118
- 5.8　忍辱　120
- 5.9　精進　122
- 5.10　禅定　123

6章　仏教による心の安らぎとニューラルネットワーク　129

- 6.1　慈しみ　130
- 6.2　意識範囲の転換　140

6.3	善と悪	143
6.4	自　我	149
6.5	智慧と無明(むみょう)	151
6.6	唯　識	155
6.7	心の観察	164

むすび…………………………………………………………… 169
参考文献………………………………………………………… 173
索　引…………………………………………………………… 178

1章

ニューロンのモデルとネットワーク

1.1 脳とニューロン

　人間の脳の中には数百億個のニューロン(神経細胞)が存在すると言われている。人体が外界から受けた刺激は，感覚器官によって電気信号に変換され，その電気信号はニューロンを経て脳へ到達し，情報として処理されたり蓄積されたりする。脳で処理されたあとの情報は，再びニューロンを経て筋肉や臓器へ伝えられ，身体の制御に使われる。

　情報の処理や蓄積という機能を見る限り，脳はコンピュータに似ている。しかし両者の間には構造上大きな違いがある。コンピュータでは，処理を担当する部品と蓄積を担当する部品が明確に分かれている。前者はCPU(Central Processing Unit：中央処理ユニット)，後者はメモリとよばれる。CPUでは，入力情報がプログラムで指示された流れに従って順番に1つずつ処理され，その結果は出力情報となる。入力情報や出力情報，プログラムなどはメモリに蓄積されていて，メモリとCPUの間ではこれらが頻繁にやりとりされる。

　これに対して脳においては，きわめて多くのニューロンとそれらを結合するシナプスが構成要素となっている。複数のニューロンはシナプスを介して相互に結合し，ネットワーク(網状の構造体)をつくり上げている。シナプスにおける結合は，固定したものではなく，シナプスを挟む2つのニューロンの動作状態に応じて徐々に変化する。この性質は可塑性とよばれている。ネットワークの動作は，ネットワークの外部から入る信号やニューロン間の結合状態によって決まる。

　このようなことから，コンピュータと脳における情報処理の違いを一言で表すと，前者ではCPUにおいて「集中処理」がなされており，後者ではニューロンからなるネットワーク(以後，これをニューラルネットワークとよぶ)において「分散処理」が行われていることである。

　しかしながら，脳の中で行われる情報の処理や蓄積の機能は，脳全体にわたってまったく均等に分散しているわけではない。機能によってそれを担当する脳内の部位が異なっている[17][18]。脳の表面から奥に向かってその部位を順番に見ていくことにしよう(図1.1)。まず大脳の表面に位置する大脳皮質とよばれるところは，動物の中でも人間において最も発達した部位であり，認知や判断，記憶，学習などの機能を担っている。大脳皮質は溝によって4つの脳葉(前頭葉，

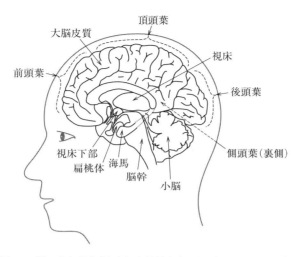

図1.1 脳の主な部位(中心部を前後方向に切断したときの概略図)

頂頭葉,側頭葉,後頭葉)に分かれており,それぞれが異なった役割を有している。半球状になっている大脳の内側には大脳辺縁系がある。ここには扁桃体や視床下部など多くの部位が集まっている。扁桃体は,刺激に対して人が与える評価と関わりながら,快・不快,怒り,不安といった情動をつかさどっている。大脳内側の中心にある視床は,大脳皮質の各領域から情報を集めたあと,それらを各領域へ配る情報中継機能をもっている。その下にある視床下部は,自律神経系や内分泌系を統制して体温や血圧などについて,身体のバランスを維持するはたらき(これはホメオスタシスとよばれる)をしている。海馬は側頭葉の内側にあり,連合野とよばれる部位との間で情報をやりとりしながら,短期的記憶を蓄える機能をもっている。脳には以上のほかに脳幹(延髄,橋,中脳,間脳),小脳などがある。

1.2 ニューロンの構造と動作

前節で述べたように,脳の中で行われる情報の処理や蓄積はニューラルネットワークによって行われている。このことは,人の心にニューラルネットワークが深く関わっていることを意味している。本節では,ニューラルネットワークを構成する要素であるニューロン単体の構造と動作について述べる。

ニューロンの構造を図1.2に示す。ニューロンは細胞であるので,その中心部には細胞の核が存在する。中心部には,他のニューロンからの信号を受け取るための樹状突起とよばれる枝分かれした部分も付いている。ニューロンの内部に入った信号は電気信号として伝わる。信号は細胞の中心部で処理され,新しい信号へと変換される。新しい信号を他のニューロンに伝えるため,細胞の一部分は長く延びている。軸索とよばれている部分である。ニューロンは身体の各部に広がっているが,脳の内部にあるニューロンは通常1cmに満たない長さである。

次にニューロン内を伝わる信号について述べる。一般的に,信号の大きさが急激に上昇したあと短時間のうちに下降する波形はパルスとよばれる。ニューロンを伝わる電気信号は,このようなパルス波形が繰り返されてできている。そしてパルスの発生頻度が高いか低いかが情報となってニューロン間に信号が伝わる。ニューロンがパルスを頻繁に発生するときニューロンは興奮状態にあ

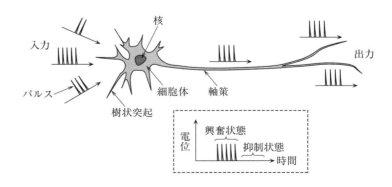

図1.2 ニューロンの構造と動作

り，そうでないときは抑制状態にある。

　このような信号は，ニューロンの内部でどのように処理されるのであろうか。複数ある樹状突起から同時に入った複数のパルス波形は合成されて1つの入力信号となる。入力パルスがあるたびにニューロン内部の電位が上昇する。その電位が一定値を超えると，ニューロンは出力パルスを発生し，それと同時に電位は低下してもとの値に戻る。このような動作をすることから，結果的に，入力のパルス発生頻度が高いほど出力のパルス発生頻度も高くなる。

　入力信号のパルス発生頻度と出力信号のパルス発生頻度との間にある関係をグラフにすると図1.3のようになる。入力のパルス発生頻度が低いときには出力のパルス発生頻度も低いが，入力のパルス発生頻度が増加してある値（しきい値）を超えると出力のパルス発生頻度が急激に上昇する。そして一度しきい値を超えてしまうと，入力のパルス発生頻度がそれ以上増加しても，出力のパルス発生頻度はほぼ一定値に落ち着きそれ以上高くなることはない。ニューロンではこのようにきわめて単純な信号処理が行われている[19][20]。

　図1.2では，理解しやすくするためパルス波形の高さや間隔はすべて等しくしているが，実際のニューロンではそのようなことはなく，高さや間隔が図よりも不規則な波形となる。

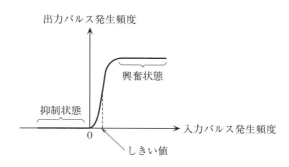

図1.3　ニューロンの入力と出力の関係

1.3 ニューロンの結合

　複数のニューロンが結合することによって網状の構造をしたニューラルネットワークが生まれる。ニューロンとニューロンが結合する部分はシナプスとよばれる。**図1.4**には、ニューロンAおよびB，Cがシナプスを介して結合し，信号がニューロンAからニューロンBおよびCへ伝わる様子を示している。ニューロンの内部を伝わる信号は電気的なもの（電位）であることはすでに述べた。シナプスにおけるニューロン間の信号伝達には特殊な物質（神経伝達物質とよばれる）が寄与している。シナプスを伝わるこの物質の多寡によってそのシナプスの前後にある2つのニューロン間の結合の度合いが決まる。結合の度合いが大きいほど，信号を送り出すニューロンが信号を受け取るニューロンに及ぼす影響は大きくなる。

　シナプスには，互いに逆のはたらきをもつ2種類のものが存在する。興奮性シナプスとよばれるものと抑制性シナプスとよばれるものである。前者では，シナプスの前にあるニューロンが興奮状態にあると，そのことがシナプスのあとにあるニューロンを興奮状態に導く。これとは逆に後者では，シナプスの前にあるニューロンの興奮は，シナプスのあとにあるニューロンを抑制状態に向かわせる。**図1.5**には，**図1.4**で示した2つのニューロンAおよびBについて，シナプスの種類によってそれらの動作が異なったものになる様子を示している。シナプスがもつこのような異なった性質は，神経伝達物質の違いが原因になっている[17]。

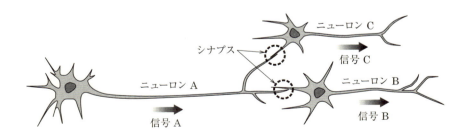

図1.4　結合したニューロン

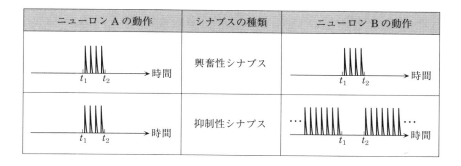

図1.5　シナプスのはたらき

1.4　ニューロンのモデル

　これまでの節ではニューロンの構造とその動作などについて述べてきた。ニューロンは単独で存在するものではなく，複数のものが結合したネットワークとして存在する。このネットワークの動作は，要素である多数のニューロンの動作が影響しあって決定され，きわめて複雑なものとなる。そのため，ネットワークの動作を検討するときには，要素であるニューロンはできるだけ単純化した構造や動作をもつものと見なすのが便利である[21]。

　そこで，ニューロンの構造と動作を単純化して表現するためのモデルを**図1.6**に示す。入ってきた信号を受け入れる樹状突起や信号を処理するニューロン本体部分は，合わせて1つの円で表現している。これをユニットとよぶことにする。ニューロン本体で処理をしたあとに得られる信号は軸索を通して他のニューロンへ伝えられる。この軸索を**図1.6**のモデルでは直線で示しており，これをリンクとよぶことにする。1つのユニットから他のユニットへは，信号の流れに対応して1つのリンクが存在する。リンクを表す直線の先端に付いている小さい円はシナプスを意味している。

　1.2節で述べたように，ニューロンではパルスの発生頻度によって情報伝達が行われる。それに対してニューロンのモデルでは，パルス波形そのものは考

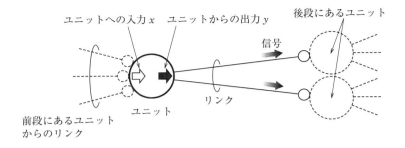

図1.6　ニューロンのモデル

慮せず，パルスの発生頻度を信号の大きさに対応づけ，その信号がユニット間を伝わると考える．**図1.6**のように，ユニットにおける入力および出力をそれぞれxおよびyで表す．入力が複数ある場合には，それらを合計したものがユニットへの入力xとなる．出力のリンクが複数ある場合には，いずれのリンクにおいても出力は等しいと見なし，すべてyとする．

ニューロンの入出力特性は，すでに**図1.3**で示したようにアルファベットのS字を崩したような形で表すことができる．ニューロンのモデルではこれを単純化して，**図1.7**のように階段状の入出力特性で近似する．ユニットは2つの動作状態のいずれかをとる．入力xがしきい値h以上であるとユニットは興奮状態となり，そこでの出力yは一定値1となる．逆に入力xがしきい値hを下回るとユニットは抑制状態となり，そこでの出力yは一定値-1となる．ニューロンのモデルがもつ入出力特性をこのように単純化することで，数学的な取り扱いが容易になる[22][23][24]．

2つのニューロンがシナプスを介して結合している場合（**図1.4**のニューロンAおよびBの場合）に対しては**図1.8**のモデルを適用する．この図においてユニットAおよびBはそれぞれ**図1.4**のニューロンAおよびBに対応している．リンクに付与された重みwは2つのニューロン間に存在するシナプスがもつ結合の強さを表している．wの値が正のとき，そのシナプスは興奮性であり，逆に負のときは抑制性であると見なす．wは無制限に増加あるいは減少することはなく，最大値1と最小値-1の間の値をとると考える．

いま，ユニットAからの出力をy_A，ユニットBへの入力をx_Bと表す．このとき，次の関係式が成り立つものとする．

1.4 ニューロンのモデル

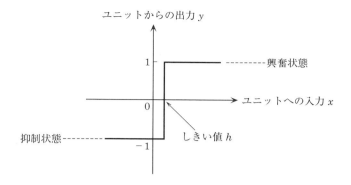

図1.7 ニューロンモデルの入出力特性

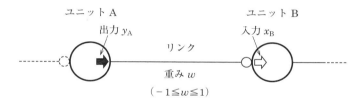

図1.8 2つのニューロンの結合モデル

$$x_B = w\, y_A \qquad (1-1)$$

すなわちユニットBへの入力は，ユニットAからの出力と重みwを掛け合わせた値と見なす。式(1-1)が表す関係をユニットの動作状態と関連づけて整理すると**表1.1**のようになる。

9

表1.1　結合したニューロンモデル（図1.8）における4とおりの状態

ユニットAからの出力(y_A)	重み(w)		ユニットBへの入力(x_B)
1　〈興奮状態〉	正の値	〈興奮性シナプス〉	正の値
	負の値	〈抑制性シナプス〉	負の値
−1　〈抑制状態〉	正の値	〈興奮性シナプス〉	負の値
	負の値	〈抑制性シナプス〉	正の値

　上述した関係は，単一のユニット（ユニットA）からユニットBへ信号が伝達される場合であった。これに対して図1.9のようにN個のユニット$A_1, A_2, \cdots\cdots,$ A_NからユニットBへ信号が伝達される場合には，ユニットBへの入力は，各ユニットからの入力を加算して，

$$x_B = \sum_{i=1}^{N} w_i y_i \tag{1−2}$$

となる（本章末尾の〔注1〕参照）。ここで，w_iおよびy_iはそれぞれi番目のユニットA_iに接続しているリンクがもつ重みおよびユニットA_iからの出力である。

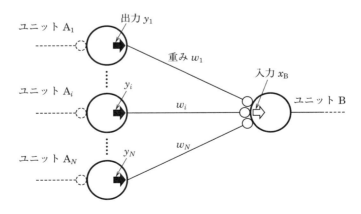

図1.9　N個のニューロンが1個のニューロンに結合するネットワークモデル

1.5 Hebbの法則

シナプスの結合の強さについては，実験を通して得られた重要な法則がある。提案者(D. O. Hebb)の名前を付けてHebbの法則とよばれている。その法則はHebbの著書には，

> 細胞Aの軸策が細胞Bに興奮を解発するほど十分に接近しており，反復的にあるいは持続的に細胞Bに発射活動を起させることfiringにあずかると，ある成長過程，つまり物質代謝の変化が一方または双方の細胞に起って細胞Bに発射活動を解発する幾つかの細胞の一つとしての細胞Aの効率が増大する。

と記載されている[25]。ここで「発射活動を起こさせること」とは，細胞を興奮状態に導くことと解釈してよい。引用した内容は細胞Aから細胞Bへの方向性を含んでおり，両者が興奮状態の場合についての記述になっている。これを拡張して「結合している2つのニューロンが同時に興奮状態または抑制状態になると，それらの間にあるシナプスの結合の強さは増し，片方が興奮状態で他方が抑制状態になると，シナプスの結合の強さは減る」という内容を法則として用いることもある[26],[27]。本書では，このような拡張した内容をHebbの法則とよぶことにする。

山野にできる踏みつけ道は，そこを通る人の数が増えると太くなり，そのことで人の数がさらに増える。逆に，通る人の数が減ると細くなり，それによって人の数はさらに減る。Hebbの法則はこのような現象に類似している。

結合の強さが固定したものではなく変化するという性質は，シナプスの可塑性とよばれている。上述したHebbの法則は，この可塑性を説明する法則である。

脳が学習機能をもっているのは，シナプスに可塑性があるからである。われわれが物事を学習するときに要する時間は，物事を識別するときに比べると長い。繰り返し学習することによってようやく身につく。したがって，可塑性によるシナプスの変化は時間的に見てゆるやかな変化であるといえる。

Hebbの法則をニューロンのモデルに当てはめると「結合した両方のユニットが同じ動作状態であれば，その間のリンクがもつ重みは増加する。一方，異

なった動作状態であれば重みは減少する」となる。この関係を図式的に示すと図1.10のようになる。重みwには前述したように最大値(1)および最小値(-1)があると考えているので，重みはHebbの法則に従いながら，時間とともにこれらの値に近づいていくことになる。

図1.10に示したモデルでは，前段のユニット(ユニットA)の出力をy_A，後段のユニット(ユニットB)の出力をy_Bとしている。このモデルをもとにしてHebbの法則を数式によって表すと，式(1-3)のようになる[16][23]。

$$\frac{dw}{dt} = -\beta(w - y_A y_B) \qquad (1-3)$$

この式の左辺は重みwを時間tによって微分したものである。きわめて短い時間幅の間に生じる重みの変化をその時間幅で割った値であり，単位時間に生じる重みの変化を表している。βは変化の度合いを表す正の定数である。電気回路の動作や熱伝導などにおいて，物理量が時間とともに増加または減少しながら極限値($t \to \infty$としたときの値)に近づくとき，その物理量の単位時間あたりの

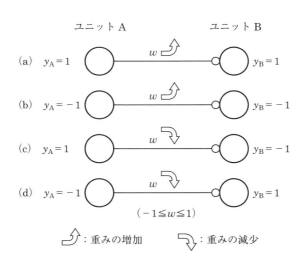

図1.10 シナプスの可塑性による重みの変化

変化がそのときの物理量と極限値との差に比例することがある。リンクがもつ重みwもこのような現象と同じ振る舞いを示すものとして得た式が式(1-3)である。この式の中では$y_A y_B$はwの極限値を表している。このようにy_Aとy_Bの積がwの極限値であることは，図1.10からも明らかである。

式(1-3)は，数多くある微分方程式の形式の中でも基本的な部類に属するものである[28]（本章末尾の〔注2〕参照）。これの一般解は式(1-4)のようになる。

$$w = Ke^{-\beta t} + y_A y_B \qquad (1-4)$$

ここで，eは自然対数の底またはネイピアの数とよばれ，大きさが約2.718の無理数である。Kは，$t = 0$におけるwの初期値および$y_A y_B$によって決まる値である。式(1-4)の第1項は時間tの増加とともに0に近づくので，wが時間とともに$y_A y_B$に近づくことは式にも現れている。図1.11には式(1-4)の数値計算例を示している。この例では重みwの初期値は0.25としている。

図1.11(a)は$y_A y_B = 1$の場合，すなわち2つのユニットが同時に興奮状態あるいは抑制状態となっている場合（図1.10(a)，(b)）であり，重みwは時間とともに増加している。図1.11(b)は$y_A y_B = -1$である場合，すなわち片方のユニットが興奮状態であり，他方が抑制状態である場合（図1.10(c)，(d)）であり，重みwは時間とともに減少している。

ところで，これまでのHebbの法則に関する説明では，結合した2つのユニット間でリンクが1つだけ存在し，信号を片方向に伝える場合のみを取り上げた。しかし2つのユニット間に2つのリンクが存在し，それぞれが信号を逆方向に伝える場合もある(1.7節参照)。そのような場合においても，それぞれのリンクにおける重みは上述したように変化することになる。

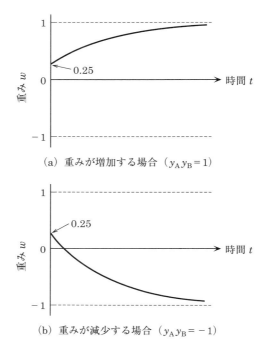

(a) 重みが増加する場合（$y_A y_B = 1$）

(b) 重みが減少する場合（$y_A y_B = -1$）

図1.11　重みwの変化を示す数値計算例（初期値：0.25）

1.6　多層型ニューラルネットワーク

　ここでは，Hebbの法則に従ってニューラルネットワークが学習動作を行い，それによって対象を認知する機能がニューラルネットワークの内部に形成されることを示す。ニューラルネットワークの構造にはさまざまなものが考えられるが，代表的な構造の1つである多層型ニューラルネットワークを取り上げる[29][30]。

　多層型ネットワークは，ユニットが複数の層に配列されており，隣り合う層の間でユニットが結合しているネットワークである。ニューラルネットワークに入った信号は，層から層へと伝わりながら処理されていく。このような構造のネットワークは，脳の中では認知や識別の機能をもつ部位（大脳皮質）に多く存在すると言われている。

図1.12には，理解しやすくするために，層数の少ない2層型ニューラルネットワークの例を示す。図1.12の左側にあるユニットの配列を入力層，右側にあるユニットの配列を出力層とする。入力層には6個のユニット（番号1〜6）があり，出力層には3個のユニット（番号7〜9）がある。入力層にあるユニットと出力層にあるユニットの間にはリンクが存在する。リンクがもつ重みの値はリンクごとに異なっている。この図では，重みの値をリンクの太さや線種で表している。重みの値が大きいリンクには，太い実線を用いている。

　このネットワークの出力層にあるユニットの動作状態は，入力層にあるユニットの動作状態と，2つの層の間にあるリンクがもつ重みによって決まる。いま，ある入力によって，入力層にあるユニットのうちのいくつかが興奮状態になり，他が抑制状態になったとする。このとき，出力層にあるユニットの中で興奮状態になりやすいのは，入力層にある興奮状態のユニットと多くのリンクを介して結合しており，しかもそれらのリンクがもつ重みが大きいものである。そのような出力層のユニットほど，入力の値が大きくなるからである。

　脳を構成する要素に対応づければ，入力層のユニットは目や耳などの感覚器官につながっているニューロンであり，出力層のユニットは，それらの器官から入ってきた信号をもとにして対象の認知・識別を行うニューロンである。図1.12の例では，入力層にあるそれぞれのユニットは，外界からの異なった入力情報（〈赤〉，〈白〉，〈球体〉，〈直方体〉，〈固い〉，〈柔らかい〉）のうち独自の入力情報に対してのみ興奮状態になり，他の入力情報に対しては抑制状態になる。たとえばユニット1は，〈赤〉の入力情報に対してのみ興奮状態になる。

　学習が始まる前の段階（図1.12(a)）では，リンクがもつ重みの大きさは不規則にばらついているものとする。さまざまな入力情報が時間とともに変化しながら入ってくるので，ユニットはどれも興奮状態と抑制状態の間を行き来する。

　ここで図1.12(a)のニューラルネットワークをもつ被験者に林檎が一定時間提示されたとする（図1.12(b)）。林檎のもつ性質から，入力層にある6つのユニットのうち，〈赤〉，〈球体〉，〈固い〉に対応したユニット（ユニット1，3，5）が興奮状態となり，他のユニットは抑制状態となる。このとき出力層にある3つのユニットのうち，ユニット1，3，5からのリンクがもつ重みがたまたま大きいのがユニット7であるとすると，ユニット7はそうでないユニットに比べて興奮しやすくなる。ユニット1，3，5とユニット7を結ぶリンクでは両端のユニットが興奮状態になることから，Hebbの法則に従ってリンクの重みはさ

1章 ニューロンのモデルとネットワーク

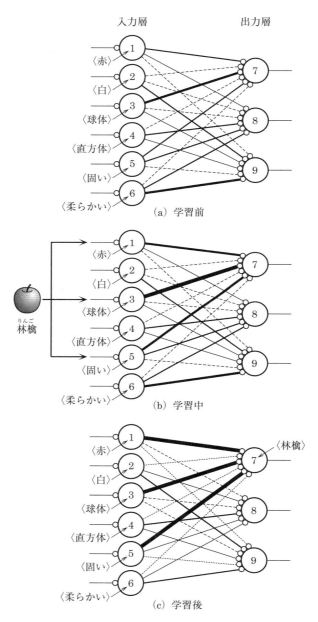

図1.12 多層型ニューラルネットワークにおける学習過程
（ユニット内の数字はユニット番号，太い実線は重みの値が大きいリンク）

16

らに大きくなる．前述したように，踏みつけ道では，他より太い道ほど人が多く通り，そのことによってその道がさらに太くなる．その現象に似ている．

林檎の提示を繰り返していると，最終的には，ユニット1，3，5とユニット7の結合の度合いは大きくなり，ユニット7は必ずユニット1，3，5に連動して動作するようになる（図1.12(c)）．つまり林檎という特定の認知対象に対して特定のユニット7が定まることになる．これが，〈林檎〉という概念を学習したことに相当する．そして，このような学習を種々の認知対象に対して行うことにより，知識の蓄積がなされる．学習のあと，ある対象が被験者に提示されたとき，特定のユニットが興奮状態になれば，その対象はそのユニットに対応した特定の対象として認知されたことになる．

実際，脳においては，特定の対象を認知したときにだけ興奮状態になる部位が対象ごとに存在することが知られている．たとえば「おばあさん細胞」とよばれる部位は，被験者がおばあさんを認知したときに興奮する部位であり，側頭葉に存在することが知られている[31]．

これまでの説明では，モデルを単純化するため，1つの認知対象に対して1個のユニットを対応させた．そして，1個のユニットは脳における1個のニューロンに対応したものと見なしてきた．しかし，実際の脳においては，1個のニューロンだけということはなく，複数のニューロンが連携して同様の動作をしている．それにより，一部のニューロンに障害が生じてもその影響を小さく抑えることができる．したがって脳の中には，それぞれの認知対象に対応してニューロン群が存在していることになる[32]．このようなニューロン群を本書で示すユニットと見なすことも可能である．

ただし，特定の対象を認知するのに必要以上に多数のニューロンを同時に使うのは非効率的であり避けるべきである．この問題を解決するには，同じ役割を担うニューロンの間に抑制性シナプスを介した接続が存在すればよい[33]．ニューロン相互間に抑制効果が生まれるのでニューロンが牽制しあうことになり，最終的には最も興奮しやすい条件にあるニューロンのみが興奮するからである．このように脳の中では，ニューロンを効率的にはたらかせるために，抑制性シナプスが機能しているものと考えられる．

図1.12の例は2層構造の場合であるが，一般的には層の数はさらに多くなる．層の数が多くなればなるほど，ニューラルネットワークによってなされる処理は複雑になり処理量が増える[34]．例として3層構造のニューラルネットワー

1章　ニューロンのモデルとネットワーク

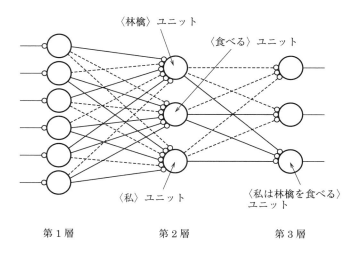

図1.13　3層からなるニューラルネットワーク
（実線は重みの値の大きいリンク）

クを考えてみよう（**図1.13**）。入力側にある層から順番に第1層，第2層，第3層とよぶことにする。このニューラルネットワークにおいては，**図1.12**で示した2つの層の関係が第1層と第2層の間および第2層と第3層の間においてそれぞれ成り立つことになる。第1層が**図1.12**の入力層と同じく色や形など五感に直結したユニットから構成されており，第2層が同図の出力層と同じく認知する対象に対応したユニットであるとする。もし第2層に林檎の認知に関わる〈林檎〉ユニットのほかに，食べるという行為の認知に関わる〈食べる〉ユニット，自分自身を対象とした認知に関わる〈私〉ユニットが存在したとすると，第3層にはそれらと強く結合したユニットとして〈私は林檎を食べる〉ユニットが現れる可能性がある。このようにして，ニューラルネットワークは，認知対象の多様化に対応して複雑化，大規模化することになる。このような多岐にわたる認知対象を扱う処理には，大脳皮質の中では連合野とよばれる部位が関わっていると考えられている。

1.7 双安定ニューラルネットワーク

われわれが物事を決定し行動に移そうとするとき，多くの場合，二者択一的な思考をする．2つの選択肢のうちのいずれか片方を選ぶ判断である．

二者択一的な振る舞いをするニューラルネットワークとして，図1.14の構造をもつネットワークが知られている[35]．図1.14においてユニットAおよびBにはいずれも2つの入力ポートがある．ユニットAのもつ2つの入力ポートのうち，入力ポート1はユニットBにつながっており，入力ポート2は外部につながっている．同様にユニットBがもつ入力ポート3はユニットAにつながっており，入力ポート4は外部につながっている．このように，ユニットAおよびBは2つのリンクを通して結合しており，双方向に信号が伝わるようになっている．2本あるリンクがもつ重みはいずれも負の値($w<0$)となっている．これは，抑制性シナプスを介したニューロンの結合に相当している(1.4節参照)．

ここで，このネットワークの動作を考えてみる(図1.15)．ユニットの入力と出力の間には図1.7に示した関係がある．そこでのしきい値は説明を簡単にするために0であると考える．そして入力ポート2および4への外部からの入力信号はないものとする．このような前提のもとで，いまユニットAが興奮状態でありユニットBが抑制状態であるとしよう(図1.15(a))．このとき，ユニットAの出力y_Aは1であり，ユニットA，B間のリンクがもつ重みwが負の値になっているので，式(1-1)および表1.1に示した関係からわかるように，ユニットBへの入力$x_B(=wy_A)$は負の値となる．したがって，図1.7で示したユニットの入力と出力の関係(ただし，しきい値$h=0$と仮定)を考慮すると，このとき

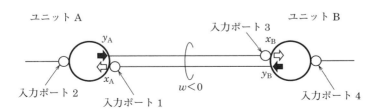

図1.14　双方向に結合した2つのユニット

のユニットBからの出力y_Bは-1となる。つまり，ユニットBは抑制状態であり，当初仮定していた動作状態がそのまま維持されることになる。

一方，このとき，ユニットAへの入力x_AはユニットBの出力y_Bとリンクの重みwを掛けた値wy_Bとして表されるので，正の値となる。これにより，ユニットAにおいても当初の動作状態（興奮状態）が維持されることになる。こうして，〈ユニットA:興奮状態，ユニットB:抑制状態〉という状態が安定的に持続する。これを安定状態Iとよぶことにする。

逆にユニットAが抑制状態でありユニットBが興奮状態であるとすると（図1.15(b)），ネットワークの動作は上の説明におけるユニットAとBを入れ替えた動作になるので，〈ユニットA:抑制状態，ユニットB:興奮状態〉という状態が安定的に持続する。これを安定状態IIとよぶことにする。

これまでの説明では，初期の状態として，2つのユニットが異なる動作状態（片方が興奮状態，他方が抑制状態）である場合を取り上げた。それに対して2つのユニットが初期において同じ動作状態である場合には，どのようになるであろうか。そこでは，いずれのユニットにおいても，その動作状態を切り替えるように作用する入力が，他方のユニットからリンクを通して入ることになる。ただし，実際のニューロンを考えると，2つのユニットの振る舞いにはわずかながら差異が想定されるので，切り替えが発生する時間にも差異が生じると考え

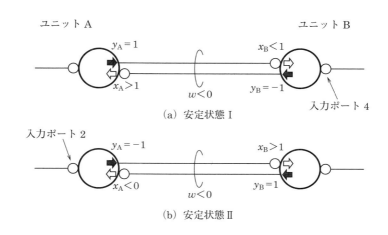

図1.15　双方向に結合した2つのユニットにおける2つの安定状態

られる。切り替えの動作は，2つのユニットのうち切り替えが先に発生したユニットの側が優先されるので，結果的には，ネットワークの動作状態は図1.15の安定状態ⅠあるいはⅡとなる。

いま，図1.14のニューラルネットワークが図1.15(a)に示す安定状態Ⅰであったとする。そして抑制状態にあるユニットBの入力ポート4に外部から正の値の信号が短時間だけ入ったとする。ユニットBには，ユニットAからの抑制性入力（負の値）と入力ポート4からの興奮性信号（正の値）が合成されて入ることになる。入力ポート4からの興奮性入力が比較的大きく，2つの入力を加算した結果が正の値になるとすると，その結果，ユニットBは興奮状態に移行する。このとき，ユニットBの出力y_Bは1となるが，ユニットA，B間のリンクがもつ重みwは負の値なので，ユニットAへの入力$x_A(=wy_B)$は負の値となる。そのため，ユニットAはそれまでの興奮状態から抑制状態に移り，出力y_Aは-1となる。このようにして，双安定ニューラルネットワークは図1.15(b)に示す安定状態Ⅱとなる。一度この状態になると，入力ポート4からの信号が途絶えても，安定状態はそのまま維持される。なぜならば，ユニットAが抑制状態であれば，ユニットBへの入力$x_B(=wy_A)$は正の値になり，ユニットBの興奮状態をいつまでも許すからである。

次いで，今度は逆に，抑制状態にあるユニットAの入力ポート2に外部から正の値の信号が短時間だけ入ったとする。このときは，上述した動作におけるユニットAとBの役割が入れ替わることになるので，ニューラルネットワークの動作状態は安定状態Ⅱから安定状態Ⅰへ戻ることになる。

以上のように，図1.14のネットワークは，2つの安定状態（安定状態ⅠおよびⅡ）をとり，それ以外の状態はとらない。この性質を双安定性とよぶ。外部から与えられる入力信号によって状態が切り替わるこのネットワークを双安定ニューラルネットワークとよぶ。

われわれが日常用いる機構部品の中にはこの種の双安定性を利用したものがある。図1.16に示すロッカースイッチはその一例である。これは，電灯を制御するために壁などに取り付けるスイッチである。ON，OFFいずれの場合でも，2つある突起部の片方を指で一度強く押すだけで，切り替えることができる。そして，切り替えたあと指を離しても，切り替えた状態が維持される。また，コンピュータのようなディジタル信号を扱う電子機器の内部においても，双安定性を利用した電子回路が使われている。フリップ・フロップとよばれるもので，

記憶の機能をもっている。特性のそろった電子部品を2個組み合わせて実現される。

双安定性が人間の認知機能の中にもあることを，われわれは経験的に知っている。その例を**図1.17**に示す。この図の(a)は，同じ長さの12本の棒で組み立てられた立方体を斜めから見て描いた図であり，ネッカーの立方体とよばれている。この図をわれわれが見ると，中央付近に存在する2つの頂点A，Bの片方が手前にあり他方が奥にあるかのように認知され，その認知状態が続く。しかし，意識的に見方を変えて，それまで奥にあると見なしていた頂点を手前に置き，手前にあると見なしていた頂点を奥に置いて図を見ることも可能である。

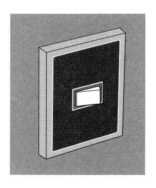

図1.16 ロッカースイッチ

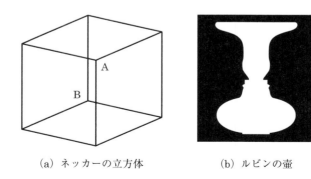

(a) ネッカーの立方体　　　(b) ルビンの壺

図1.17 視覚における双安定性

それに成功すると，その認知状態はそのあともしばらく続くことになる（ただし，われわれは日常生活において立方体に近い形状の物体を斜め上から見ることが多い．したがって，視覚がそれに馴れているため，ネッカーの立方体を見たとき，頂点AをBよりも手前に認知する傾向があるようである）．

図1.17(b)には視覚の認知に関わる他の例を示す．中央の明るい領域とそれを囲む周辺の暗い領域からなる図柄であり，ルビンの壺とよばれている．中央の明るい領域に意識を集中させると，左右が対称な壺の形が浮かび上がってくる．一方，周辺の暗い領域に意識を集中させると，2人の向かい合った人物の横顔のような影が現れる．壺と横顔が同時に認知されることはなく，どちらか片方しか認知されない．そして，片方を認知すると，その認知状態は意識の切り替えをしない間は継続する．

これらの例から，人間がもつ認知機能の中にも双安定性があることがわかる．したがって脳の中には図1.14に類似した双安定ニューラルネットワークが存在すると考えられる．

1.8 結合したユニット間の整合性

次節でニューラルネットワーク全体の整合性について述べる前に，ここでは結合した2つのユニット間の整合性について触れておく．いま，図1.8に示した2つのユニットを取り上げる．ユニットAおよびBの出力をそれぞれy_Aおよびy_Bとし，ユニットAからBへ向かうリンクに与えられた重みをwとする．y_Aとy_Bがとり得る値はいずれも1（興奮状態）あるいは-1（抑制状態）であるので，2つのユニットがとり得る動作状態としては，すでに図1.10に示した4とおりが考えられる．

1.5節で述べたように，ユニットが結合しているときリンクの重みはHebbの法則に従って変化する．図1.10(a)，(b)の場合にはユニットAおよびBが同じ動作状態にあるので，重みwは時間とともに増加し，初期の値にかかわらず最終的には最大値(1)に達して安定する．図1.10(c)，(d)の場合には，ユニットAおよびBの片方が興奮状態で他方が抑制状態であるので，重みは時間とともに減少し，初期の値にかかわらず最終的には最小値(-1)に達して安定する．これら4つの場合に対して，安定したあとの重みの値を整理すると表1.2のよ

うになる。このようにして重みが変化しなくなったとき，2つのユニットは整合性のとれた状態にあると見なせる。

　ここで，

$$C = w\, y_A y_B \tag{1-5}$$

によって定義される指標Cを考える。右辺にある変数には$-1 \leqq w \leqq 1$, $y_A = \pm 1$, $y_B = \pm 1$なる条件があることから，Cのとり得る範囲は$-1 \leqq C \leqq 1$である。重みwはHebbの法則に従って時間とともに変化し，最終的には表1.2に示す値で安定する。そのためCも時間の経過とともに変化し，その変化は常に増加の傾向を示す。そして最終的には表1.2のように最大値1に達して安定する。このことから，Cは2つのユニット間における結合の整合性を示す指標であると考えてよい。そこでCを整合度とよぶことにする。

　ここで，のちの議論に関わるもう1つの指標を，次のように定義しておく。

$$\begin{aligned}U &= -C \\ &= -w\, y_A y_B\end{aligned} \tag{1-6}$$

Uは，Cに負符号を付けたものであるから，Cとは大小関係が逆の指標である。そこで，Uを不整合度とよぶことにする。Uは時間の経過とともに常に減少し，最終的には表1.2のように-1に達して安定する。このUは，J. J. Hopfieldが提案したエネルギーの概念に相当したものと考えてよい[22]。

表1.2　2つのユニットの結合と安定時の状態

ユニットAの出力 y_A	ユニットBの出力 y_B	重みの安定値 w	整合度 C	不整合度 U
1	1	1	1	-1
1	-1	-1	1	-1
-1	1	-1	1	-1
-1	-1	1	1	-1

1.8 結合したユニット間の整合性

1.5節の**図1.11**では，2つのユニットを結合したリンクがもつ重みの変化について数値計算例を示した．この結果を式(1-5)および(1-6)に適用して整合度および不整合度を計算すると**図1.18**のようになる．同図(a)および(b)のいずれにおいても，整合度Cは時間とともに増加し，1に近づいている．一方，不整合度Uは時間とともに減少し，-1に近づいている．

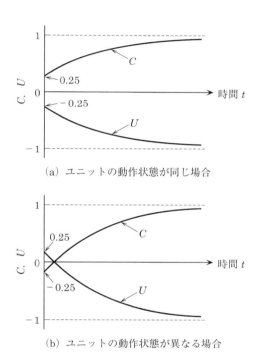

(a) ユニットの動作状態が同じ場合

(b) ユニットの動作状態が異なる場合

図1.18 2つのユニット間における整合度(C)および不整合度(U)の数値計算例
（重みwの初期値：0.25）

1.9 ニューラルネットワーク全体の整合性

前節では,1つのリンクで結合した2つのユニットにおける整合度と不整合度について説明した。本節では,これを一般的なニューラルネットワークの場合に拡張してみる。いま,ニューラルネットワークがM個のユニットからなり,i番目のユニットの出力がy_iであるとする。また,i番目のユニットからj番目のユニットへ結合するリンクの重みをw_{ji}とする。このときニューラルネットワークの不整合度U_Tを式(1-7)のように表すことにする(本章末尾の〔注1〕参照)。

$$U_T = -\frac{\sum_{i=1}^{M}\sum_{j=1(i \neq j)}^{M} w_{ji} y_i y_j}{M(M-1)} \tag{1-7}$$

ここで分子は,式(1-6)で示される不整合度をニューラルネットワークにあるリンクごとに求め,それらを合計したものである。分母はニューラルネットワーク中にあるリンクの総数である。この分母を設けているのは不整合度を正規化するためである[36]。正規化によりU_Tのとる値の範囲は$-1 \leq U_T \leq 1$となる。図1.18からわかるように,いずれのユニットの組においても不整合度は時間の経過とともに減少するので,U_Tも同様に減少することになる。U_Tが大きいことは,リンクの重みの変化する余地が大きく,ネットワークが安定していないことを意味する。U_Tが小さいと,重みの変化する余地は小さいので,ネットワークは安定していることになる。

例として図1.19に示す構造のニューラルネットワークを考える。ユニットの個数は3であり,リンクの本数は6である。ユニットの内部に記されている数字はユニットの番号である。このニューラルネットワークの不整合度は,式(1-7)において$M=3$とすることにより,式(1-8)となる。

$$\begin{aligned} U_T &= -\frac{w_{21} y_1 y_2 + w_{12} y_2 y_1 + w_{31} y_1 y_3 + w_{13} y_3 y_1 + w_{32} y_2 y_3 + w_{23} y_3 y_2}{6} \\ &= -\frac{(w_{21}+w_{12}) y_1 y_2 + (w_{31}+w_{13}) y_1 y_3 + (w_{32}+w_{23}) y_2 y_3}{6} \end{aligned} \tag{1-8}$$

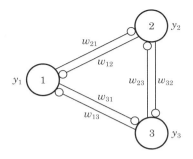

図1.19 3つのユニットが相互に結合したニューラルネットワーク
（ユニット内の数字はユニット番号）

1.10 相互結合型ニューラルネットワーク

　これまで，代表的なニューラルネットワークとして多層型ネットワークおよび双安定ネットワークについて述べた。最後に，多数のユニットがすべての間で相互に結合しているネットワーク(相互結合型ニューラルネットワークとよぶ)を取り上げる。すべての結合を考慮することから，最も一般的な構造のニューラルネットワークであるといえる。図1.20にその例を示す。このネットワークは5つのユニットA, B, C, D, Eからできている。ユニットの数が多い方が実際に脳内でニューロンがつくっているネットワークに似たものになるが，多くなるほど動作は複雑になる。動作を理解しやすいものにするために，この例ではユニットの数を5としている。各ユニットは図1.7で示した入出力特性をもっており，しきい値は$h = 0$とする。ユニット間の結合は双方向になっており，リンクの重みは双方向で同じとする。重みは図1.20の中に数値で示している。

　表1.3は，このネットワークを構成しているユニットがとる動作状態を整理したものである。人間が生存している限り，生体を安定的に維持し，常に定常状態を保っているニューロン(またはニューロン群)が存在すると考えられる。そのようなニューロン(またはニューロン群)に対応するのが図1.20ではユニットEである。ユニットEの動作状態は固定しており，常に興奮状態(出力:1)であると仮定している(本章末尾の〔注3〕参照)。ユニットE以外の4つのユニットA, B,

C, Dは，入力に応じて興奮状態または抑制状態となる。したがってネットワーク全体では$2^4 = 16$とおりの動作状態がある。表1.3ではそれらに①から⑯の番号を付けている。これらの動作状態とリンクの重みを式(1-7)に代入することによって，それぞれの動作状態におけるネットワーク全体の不整合度U_Tを求めることができる。表1.3には動作状態ごとに求めた不整合度を示している。表1.3からわかるように，ネットワーク全体の不整合度はユニットの動作状態によって異なっており，最大値0.135，最小値-0.125の間で分散している。

いま，1つの例として状態⑩(不整合度：0.055)を取り上げてみよう。この状態では，ユニットA, B, C, D, Eの状態はそれぞれ-1, 1, 1, -1, 1である。このとき，ユニットAへのユニットBからの入力は(ユニットBからの出力)×(ユニットAとBの間にあるリンクの重み) = 1 × 0.3 = 0.3となる。同様にして，ユニットAへのユニットC, D, Eからの入力は，それぞれ-0.4, -0.5, 0.8となる。したがって，ユニットAへの合計入力はこれらすべてを加算して0.3 - 0.4 - 0.5 + 0.8 = 0.2となる。この合計入力は正の値であることから，図1.7の入出力特性(ただし$h = 0$)より，ユニットAの出力は1となる。このことから，ユニットAはこれまでは抑制状態(出力：-1)であったが，次の時点では興奮状態(出力：1)へ遷移することになる。つまり，ユニットA, B, C, D, Eの状態は，それまでそ

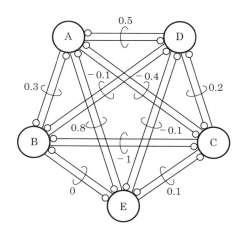

図1.20　5つのユニットからなる相互結合型ニューラルネットワーク
　　　　(数値はリンクの重み)

れぞれ−1, 1, 1, −1, 1であったが，次の時点で1, 1, 1, −1, 1に遷移する．遷移後の状態は**表1.3**においては状態②（不整合度：0.035）である．

上と同様にして，状態⑩であるときのユニットBの動作を見ると，ユニットBへの合計入力は−0.3−1+0.1=−1.2である．これは負の値であるため，ユニットBは興奮状態（出力：1）から抑制状態（出力：−1）へ遷移することになる．つまり，この場合におけるユニットA, B, C, D, Eの新しい動作状態はそれぞれ−1, −1, 1, −1, 1である．これは状態⑭（不整合度：−0.065）である．さらにユニットCの動作を見ると，ユニットCへの合計入力は0.4−1−0.2+0.1=−0.7である．これは負の値であるため，ユニットCは次の時点で興奮状態（出力：1）から抑制状態（出力：−1）へ遷移することになる．つまり，この場合におけるユニットA, B, C, D, Eの新しい動作状態はそれぞれ−1, 1, −1, −1, 1となる．これは状態⑫（不整合度：−0.015）である．最後にユニットDの動作を見ると，

表1.3 相互結合型ニューラルネットワークの動作状態と不整合度

状態番号	各ユニットの状態（出力）					ネットワークの不整合度
	A	B	C	D	E	
①	1	1	1	1	1	−0.015
②	1	1	1	−1	1	0.035
③	1	1	−1	1	1	−0.125
④	1	1	−1	−1	1	−0.115
⑤	1	−1	1	1	1	−0.095
⑥	1	−1	1	−1	1	−0.025
⑦	1	−1	−1	1	1	−0.005
⑧	1	−1	−1	−1	1	0.025
⑨	−1	1	1	1	1	0.105
⑩	−1	1	1	−1	1	0.055
⑪	−1	1	−1	1	1	0.075
⑫	−1	1	−1	−1	1	−0.015
⑬	−1	−1	1	1	1	−0.035
⑭	−1	−1	1	−1	1	−0.065
⑮	−1	−1	−1	1	1	0.135
⑯	−1	−1	−1	−1	1	0.065

ユニットDへの合計入力は − 0.5 − 0.1 + 0.2 − 0.1 = − 0.5である。これは負の値であるため，ユニットDは抑制状態をそのまま維持することになる。つまり，この場合におけるユニットA, B, C, D, Eの新しい動作状態は，それまでと同じくそれぞれ − 1, 1, 1, − 1, 1となる。これは状態⑩(不整合度：0.055)である。なお，ユニットEについては，すでに述べたように常に興奮状態をとると仮定している。したがって，他のユニットA, B, C, Dがどのような動作状態になろうとユニットEの動作状態は変化しない。

　以上からわかるように，状態⑩にあるネットワークにとってその動作状態はあくまでも一時的なものであり，次の時点においては状態②，状態⑩，状態⑫，状態⑭のいずれかに遷移することになる。どの動作状態が選ばれるかは，そのときのユニット動作の時間的ばらつきによって決まる。最も早く動作をするユニットが決定権を握っている。たとえば4つのユニットA, B, C, Dの中でユニットBが最も早く動作をすると，状態⑩に続くのは状態⑭となる。

　ただし，16とおりある動作状態の中には，上述したような遷移が起こらない特異な状態がある。たとえば状態③(不整合度：− 0.125)を見てみよう。この動作状態では，ユニットA, B, C, D, Eの動作状態はそれぞれ1, 1, − 1, 1, 1となっている。まず，ユニットAへの合計入力を求めると0.3 + 0.4 + 0.5 + 0.8 = 2.0である。これは正の値であるため，ユニットAはもとと同じ興奮状態を維持する。次に，ユニットBへの合計入力を求めると0.3 + 1 − 0.1 = 1.2である。これは正の値であるため，ユニットBももとと同じ動作状態(興奮状態)を維持する。さらに，ユニットCへの合計入力は − 0.4 − 1 + 0.2 + 0.1 = − 1.1である。これは負の値であり，ユニットCももとと同じ動作状態(抑制状態)を維持することになる。最後に，ユニットDへの合計入力は0.5 − 0.1 − 0.2 − 0.1 = 0.1であり，正の値であるためユニットDももとと同じ動作状態(興奮状態)を維持する。つまり次の時点におけるユニットA, B, C, D, Eの動作状態は，それまでと同じ状態③である。以上からわかるように，状態③にあるネットワークは，次の時点においてもそれまでと同じ状態③を必ず維持し，他の動作状態に遷移することはない。このように次の時点で他の動作状態に遷移しない例としては，状態③のほかに，状態⑤(不整合度：− 0.095)および状態⑭(不整合度：− 0.065)がある。

　ネットワークの動作状態がこのように遷移する様子をすべての動作状態について整理すると**図1.21**のようになる。この図の縦軸はニューラルネットワークの不整合度を示しており，上部の位置ほど不整合度が大きく下部ほど小さくな

るように縦軸に目盛りを付けている。枠の中の数字はネットワークの動作状態の番号（表1.3参照）を表し，矢印は動作状態が遷移する方向を示している。図1.21から次の2点がわかる。

(1) ネットワークの動作状態の遷移には，次の3とおりがある。
   a. 他の動作状態からの遷移が存在し，かつ他の動作状態への遷移が存在する動作状態（例：状態⑥）
   b. 他の動作状態からの遷移は存在せず，他の動作状態への遷移のみが存在する動作状態（例：状態⑩）
   c. 他の動作状態からの遷移は存在するが，他の動作状態への遷移は存在しない状態（例：状態⑤）

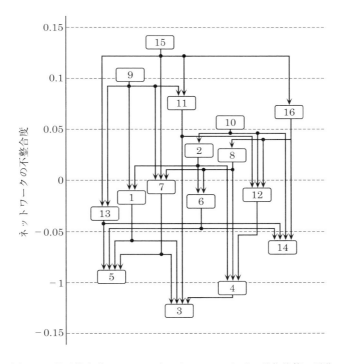

図1.21　相互結合型ニューラルネットワークにおける動作状態の遷移
　　　　（数字は動作状態番号）

(2) ネットワークの動作状態が遷移するに従って、ネットワーク全体の不整合度は減少する。

上のニューラルネットワークの例ではユニットの個数は5という小さい数であった。脳内でニューロンがつくるネットワークを想定して、ユニットの数を多数にすると、ネットワークの動作はより複雑なものとなり、図1.21のような形式で図示することは困難になる。そこで、きわめて粗い表現法になるが、ユニットの個数がきわめて多い場合について、ネットワークの動作状態が遷移する様子を図1.22のように表してみる。この図は、下方に向いて重力がはたらく状況の下で、質量をもつ球体が曲線に沿って移動する様子を表している[37]。球体は、傾斜を下降し、最終的には凹状の曲線部分(点P_1, P_2およびP_3として表されている極小点)において安定する。この図の横軸を相互結合型ニューラルネットワークの動作状態に対応づけ、縦軸を不整合度に対応づけると、球体の移動はニューラルネットワークの動作状態の遷移と見なすことができる。そして、点P_1のように不整合度が最小となる極小点は、図1.21であれば動作状態③に対応することになる。また、不整合度が最小ではない極小点P_2およびP_3は、それぞれ動作状態⑤および⑭に対応する。

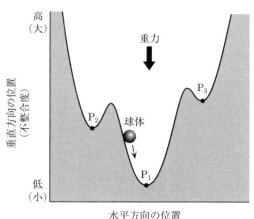

図1.22 一般的な相互結合型ニューラルネットワークにおける状態遷移のイメージ

1.10 相互結合型ニューラルネットワーク

〔注1〕

式(1 − 2)にある $\sum_{i=1}^{N}$ は，i を1から N まで変化させながらその右側の項を加算することを意味している。同様に，式(1 − 7)の分子にある $\sum_{i=1}^{M}\sum_{j=1(i\neq j)}^{M}$ は，i および j をそれぞれ1から M まで変化させながら(ただし，$i = j$ の場合は除外)，右側の項を加算することを意味している。

〔注2〕

式(1 − 3)のもとになる微分方程式は，

$$\frac{df(x)}{dx} = \alpha\, f(x) \qquad (1-9)$$

である。ここで α は定数である。この式は，変数 x の関数である $f(x)$ の導関数(変数で微分して得られる関数)がもとの関数 $f(x)$ を α 倍したものに等しくなるという関係を表している。この一般解は，

$$f(x) = A\, e^{\alpha x} \qquad (1-10)$$

であることが知られている。ここで A は定数である。

いま，$A = 1$，$\alpha < 0$ として，関数 $f(x)$ を図示すると**図1.23**のようになる。$f(x)$ は x の増加とともに単調に減少し0に近づく。本章の重み w の変化を表す式(1 − 4)にはこのことが利用されている。

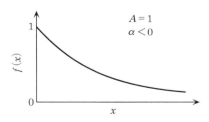

図1.23　関数 $f(x) = Ae^{\alpha x}$ の振る舞い

〔注3〕

　いま，図1.20にあるユニットのうち，例としてユニットAを取り上げる．本章で述べたようにユニットAの入出力特性がもつしきい値は0であり，ユニットEからユニットAへのリンクがもつ重みはw_{AE}であるとする．ユニットEは興奮状態(出力 = 1)にあると想定しているので，ユニットAへのユニットEからの入力は1.4節で説明したことからわかるように，w_{AE}となる．これは，ユニットAへの入力のバイアス(一定の付加入力)として作用するので，ユニットAのしきい値を$-w_{AE}$にしたことに等しい．同じことはユニットB, CおよびDにおいても成り立つ．つまり図1.20は，ユニットEとの間にある重みの符号を正負逆にした値をしきい値とするユニットA, B, CおよびDからなる相互結合型ニューラルネットワークに等しいと見なすことができる．このように考えると，出力が固定されたユニットEのようなユニットを想定することは，必ずしも特殊な条件をニューラルネットワークに付与することではない．ユニット数は1つ減るが，しきい値に自由度を与えた一般的なニューラルネットワークを実現していることに相当する．

2章

認知的不協和と心の苦しみ

2.1 認知的不協和の理論

心の苦しみと関わりのある心理的現象として研究が進められているものに認知的不協和がある[38][39]。これは，米国の心理学者であるL. Festingerが1957年に著書の中で提唱した概念である。その内容を知るために，著書から重要と思われる記述を引用してみる[40]。

・人の認知の内部に存在し，かつ相互に関連のある2つの要素を考えてみよう。(中略)1つの要素の逆の面が他の要素から帰結されるならば，これら2つの要素は不協和な関係にある。
・不協和の存在は，心理学的に不快である。
・不協和の存在は，不協和を低減または除去する圧力を生ぜしめる。

つまり認知的不協和とは，相反する意味をもつ2つの認知要素が関連性をもちながら共存している心理状態である。心理学的な不快を生み出すということは，認知的不協和が心の苦しみの原因であると解釈できる。そして認知的不協和は，現象として単に発生するだけではなく，低減させようとする心理的メカニズムを誘導するとしている。

上記の引用文では認知的不協和が抽象的に説明されているため理解しづらいところがある。そこで，認知的不協和を議論するときによく用いられる例をここで取り上げることにする。それはイソップ物語の中にある「狐と葡萄」の話である。市川又彦訳註『全訳イソップ物語(Ⅰ)』から，この話を以下に引用する[41]。

或る蒸し暑い日のこと，狐が空腹で喉が渇いて餓死せんとしていた。どんな物でも結構だと独り言をいいながら，上を見ると，熟した黒い葡萄の大きな房が葡萄棚から下つていた。

「こりやうまい！」狐がいつた。「あんなに高くさえなけりや，きつと素敵な御馳走にありつけるがなあ。うまく取れるかしら。これほど俺に元気をつけるものがまたとあろうとは思えない」

宙に飛び上ることは，狐には全く楽な仕事ではない。が，彼は一つうん

と飛んでみたら，一番低い房へ届きかけた．

「こんどはうまくやるぞ」と彼はいつた．

　再三再四やつてみたが，矢張り初めと同様に駄目だつた．遂には力が衰えてきて，葡萄を取れそうな見込みがないので，彼はこう呟きながら，のそのそと立ち去つた．「あの葡萄は酸つぱくて，俺には到底喰えたものじやない．喰いしん坊の鳥どもにやろう．奴等は何んでもござれだ」

　この話に出てくる主人公の狐は，もちろん，人間をなぞらえたものである．そこで，この狐の心をこの話の流れに沿って推し量ってみる．まず，葡萄の木の下に来た狐は，枝にぶら下がっている葡萄を見て，それを食べたときの味覚，喉の潤い，満腹感などを想像し，葡萄を手に入れようという欲求をもったであろう．しかし，残念ながら手を伸ばして届く位置に葡萄は存在しなかった．狐は葡萄を手に入れるためにジャンプを試みたが，それでも手が届かず，自分の力不足で欲求を満たすことができなかった．葡萄を手に入れることができないという現実を知って，狐は心の苦しみを味わった．狐は葡萄を手に入れることを諦めることにした．葡萄がまだ十分熟しておらず食べるにはまだ早いと自分自身に言い聞かせることによって，心の苦しみを減らした．

　この話は，人が意に反した出来事に遭遇したとき経験する心の動きをうまく取り上げている．この話を，前に述べたFestingerによる認知的不協和の考え方からとらえると，「私は葡萄を手に入れる」という認知対象と，それとは逆の「私は葡萄を手に入れない」という認知対象が，狐の心の中に同時に存在している．後者は，手に入れることができる位置に葡萄が存在していないという状況によって前者から帰結することになる．この関係により認知的不協和が生じ，狐は不快感を抱くことになる．

　葡萄は熟しておらず食べるにはまだ早いと思うことが不快感の低減につながっている．葡萄は熟していないと思うことは葡萄の価値を引き下げているのであり，それによって自分のもつ欲求を減らし，それと同時に不快感も減らしている．人が実際に経験する一般的な状況下では，このように半ば意識的に葡萄の価値を引き下げるケースもあるが，それ以外に，ジャンプを繰り返したことによる徒労感などから，諦めによって葡萄の価値を無意識的に引き下げるケースもあると考えられる．

2.2 認知的不協和の実験

認知的不協和の理論が提唱されてからすでに60年近くが経過している。これまでに，認知的不協和に関わりのある多くの心理学実験がなされている。実験で取り上げられている認知的不協和の主な種類には次のようなものがある。

[Ⅰ] 二者択一
　2つの対象から1つだけを選択する状況においては，選択した対象がもっている短所と選択しなかった対象がもっている長所が認知的不協和の原因になる。

[Ⅱ] 願望と現実
　願望が現実のものとならないとき，願望と現実が認知的不協和の原因になる。前述したイソップ物語はこれに属すると言える。

[Ⅲ] 避けたい出来事との遭遇
　日常性を覆すような悲しい出来事に遭遇すると，遭遇していない場合への想いと遭遇した経験が認知的不協和の原因になる。たとえば災害や死別などがこれに属する。

[Ⅳ] 信念や信条に反する行動
　信念あるいは信条に反する行動を自分自身がとってしまうと，信念あるいは信条と現実の行動が認知的不協和の原因になる。たとえば自分自身による虚言がこれに相当する。

[Ⅴ] 信頼を覆す経験
　信頼を覆す出来事に遭遇すると，信頼していたことがらと実際に遭遇したことがらが認知的不協和の原因になる。たとえば汚職のニュースなどがこれに相当する。

　認知的不協和に関わるいずれの心理学実験においても，多数の被験者を特定の状況に置き，そこでの被験者の反応を統計的に分析している。ここでは，紙

面の関係もあるので，代表的な2つの実験例を示す．

(1) Brehmの実験

米国の研究者J. W. Brehmによって1956年に報告された実験を取り上げる．
これは上述した認知的不協和の種類のうち[Ⅰ]に属するものであり，手順は次のとおりである[42]．

225名の被験者(女子学生)を対象とし，8種類の品物を準備して実験が行われた．品物には異なった業者が製造したこれまでに知られていない新しい製品を用いた．被験者には，すべての品物を実際に見せながら，それらに対して各自の好みに応じて個別に評価をしてもらった．最も高い評価点は8，最も低い評価点は1とした．評価は被験者の希望どおり十分な時間をかけて行った．続いて，それぞれの被験者には2つの品物の名称が記載されてある紙を提示し，それらの品物のうち好みの1つを選ぶように指示した．被験者には，実験への協力のお礼として，選んだ品物が贈与されることをあらかじめ伝えた．提示した2つの品物のうちの1つは，被験者が高い評価点(5～7)を与えた品物から実験者が選んだものであった．提示したもう1つの品物については，被験者をほぼ均等に2グループに分け，グループによって条件を変えた．1つのグループに属する被験者に対しては，上述した高い評価点の品物よりも評価点が0.5～1.5低い品物から実験者が選んだものとした．他のグループに属する被験者に対しては，上述した高い評価点の品物よりも評価点が3程度低い品物から実験者が選んだものとした．被験者によって選択された好みの品物1つは，すぐに梱包され被験者の他の持ち物と一緒に保管された．最後に，被験者には1回目と同様の手順ですべての品物に対して2回目の評価をしてもらった．すべての品物を再度見たうえで，品物の名称が記載されているリストを用いて評価を行った．そして，1回目の評価の結果と2回目の評価の結果とを比較した．

この実験手順をわかりやすくするため，要点を図式的に示したのが図2.1である．ここでの2人の被験者は，2つのグループ(AおよびB)をそれぞれ代表し，グループの中で平均的な振る舞いをする仮想の人物である．図2.1には2人が8つの品物(a, b, c, ……, h)に対して付けた仮想の評価点を白の矢印で示している．

グループAの被験者には高い評価点が付けられた2つの品物を提示し、それらの中から望む品物を1つ選んでもらう。グループBの被験者には高い評価点と低い評価点の品物をそれぞれ1つずつ提示し、それらの中から望む品物を1つ選んでもらう。図2.1では、各被験者にそれぞれ提示した2つの品物を枠で囲んでいる。

一般的に言って、高い評価点の品物であっても被験者にとって好ましくない要素が多少なりとも存在し、逆に低い評価点の品物においても被験者にとって好ましい要素がわずかながら存在すると考えてよい。2つの品物から1つを選ぶという過程を通して、被験者に、「好ましくない要素が存在するにもかかわらず選択した」という思いや、逆に「好ましい要素があるにもかかわらず選択しなかった」という思いがあると、それが認知的不協和を生むことになる。そこに着目してこの実験は設定されている。

さて、この実験の結果はどのようになったであろうか。実験を通して得られ

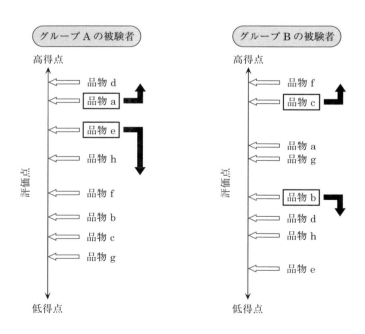

図2.1　Brehmによる認知的不協和に関する実験

た具体的なデータを以下に示す。まず，各被験者には2つの品物が提示されたわけであるが，1回目の評価の際にそれらに対して付けられていた評価点（グループごとの平均値）は**表2.1**に示すものであった。グループAの被験者に提示されたのはいずれも高い評価点の品物である。2つの品物の評価点差は0.96となっている。それに対して，グループBの被験者には高い評価点と低い評価点の品物が提示され，評価点差はグループAの場合より大きく2.44となっている。

提示された2つの品物の中から希望した品物を選んだあとに行われた2回目の評価の結果は，初回とは違ったものになった。そのときの変化の様子を実験データに基づいて図示すると**図2.2**のようになる。ここで縦軸は1回目を基準にしたときの2回目における評価点の変化量を示している。この変化量は，図

表2.1　被験者に提示された2つの品物の評価点（平均値）

	高い方の評価点	低い方の評価点
グループA	6.19	5.23
グループB	5.98	3.54

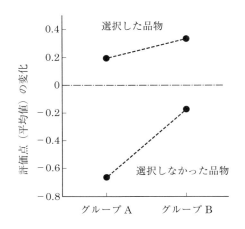

図2.2　Brehmの実験で得られた結果

2.1では黒の矢印の長さによって定性的に表されている。

　図2.1あるいは図2.2からわかるように，2つのグループのいずれにおいても，2つの品物のうち選択した品物（1回目で評価点が高かった方の品物）では2回目で評価点が上昇し，選択しなかった品物（1回目で評価点が低かった方の品物）では下降した。

　一般に，この実験のような選択をしたあとでは，片方の品物を選択してはみたものの，他方の品物の方が自分にとって良かったのではないかという迷いや後悔の気持ちが湧くものである。これは，認知的不協和によって生まれる不快感であると考えられる。上述した評価点の変化は，被験者が自分のとった行動（選択）を自己肯定することによって，迷いや後悔の気持ちを減らそうとする心理に結びついているものと思われる。2つの品物に対する評価点の差を拡大することが，自己肯定につながっている。

　迷いや後悔の気持ちは，2つの品物の評価点が接近しているときに顕著になると考えられる。つまり，グループAにおいて顕著になると考えられる。このことは，図2.2のグループAにおいて，選択しなかった品物（1回目で評価点が低かった品物）の評価点が2回目で大幅に下がっていることに現れている。

(2) Freedmanの実験

　次の例として，1965年に米国の研究者J. L. Freedmanによって報告された実験を取り上げる[43]。これは前述した認知的不協和の種類のうち[Ⅱ]に属するものである。その手順を次に示す。

　実験は，83名の被験者（男子小学生）を対象として，前半と後半の2度に分けて行われた。実験の前半では，被験者が入る部屋の中に5種類の玩具が置かれた。それらの中には，他の物よりも魅力的であると思われる玩具（非常に高価で精巧な電動ロボット）が含まれていた。被験者には玩具で遊ぶことが許されたが，このロボットで遊ぶことだけは禁じられた。ロボットで遊ぶことを禁じるために，実験者は4とおりの手法を準備した。被験者はほぼ同じ人数からなる4つのグループに無作為に分けられ，グループごとに違った手法が適用された。4つのグループのうちの2つに対しては，実験者は優しく警告し，「玩具で遊んでよいが，ロボットで遊んではいけません。ロボットで遊ぶことはよくないことです」と伝えた。

他の2つのグループに対しては厳しく警告し，上記の言葉に加えて「もしロボットで遊ぶようなことがあれば，強く叱ります。そしてあることをします」と伝えた。また，これら優しい警告および厳しい警告のいずれの場合においても，2つのグループのうちの片方に対しては，被験者が玩具で遊んでいる間，実験者は部屋から退出した。他方のグループに対しては，実験者は部屋に残留し，書類の作業に従事した。つまり，被験者にとって片方では監視者のいない環境がつくられ，他方では監視者のいる環境がつくられた。被験者は部屋の中で約5分間遊んだ。

その後，約40日経過したあと，実験の後半が実施された。そこでは，前半とは異なる実験者のもとに前半と同じ被験者が個人別に呼び出され，実験の前半と同じように5種類の玩具で遊ぶ機会が与えられた。その際，前半のときとは異なり，どの玩具についても自由に触れるようにした。被験者が玩具で遊ぶ時間は約4分間であった。実験者はその間，他の作業をしながら被験者の行動を観察した。そして，ロボットで遊んだ被験者の人数をグループごとに記録した。

この実験では，被験者が興味をもつ特定の玩具を被験者が触る場所に置きながら，それに触ることを被験者に対して禁じている。これによって，玩具に触りたいという願望と触ってはいけない現実の間で，被験者は認知的不協和を経験することになる。玩具に触ることを禁じるための手法として「警告」と「監視」を用いており，それらの条件を変えてその影響を調べている。被験者の4つのグループと実験条件の関係を表2.2に示す。

実験の後半で得られた結果を図2.3に示す。ロボットで遊んだ被験者の人数比率が最も小さくなったのは，監視がなく警告が優しかったグループAにおいてであった。他の3つのグループでは，それぞれ実験条件が異なっているにもかかわらず人数比率は互いに近い値になった。この結果は，4つのグループの中でグルー

表2.2 被験者の4つのグループに対する実験条件

	監視なし	監視あり
優しい警告	グループA（21人）	グループB（21人）
厳しい警告	グループC（21人）	グループD（20人）

2章　認知的不協和と心の苦しみ

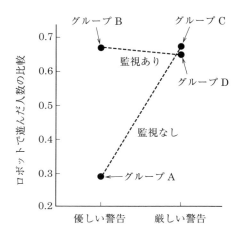

図2.3　Freedmanの実験で得られた結果

プAにおいてのみ，被験者にとってロボットの価値が低下したことを意味している。
　認知的不協和が存在する状況下では，前述のイソップ物語の例のように，願望に結びついている認知対象の価値が低下すれば認知的不協和は低減する。監視や厳しい警告があると，自分の行動（この場合はロボットで遊ばないこと）をそれらによって正当化する心理が生まれ，願望と現実の間に乖離が存在しても，そのことによる認知的不協和は小さくなる。それとは逆に，監視がなく警告が優しい場合には，正当化する根拠が薄れ自由意志の比重が増す。その結果，認知的不協和は大きくなる。グループAでロボットの価値が低下する現象は，グループAの被験者において生じたこのような大きな認知的不協和を低減する心理的メカニズムが関係していると考えられる。

44

2.3 心の苦しみの発生，持続，増大そして減少

2.1節および2.2節では，心理学において研究がなされている認知的不協和について，理論の概要と実験例を示した。ここでは，それらを参考にしながら，心の苦しみについて一般的な観点から考えてみる。

(心の苦しみの発生)

われわれが経験する心の苦しみは，願望や欲求，信念などとして自己が心の中に描いている状況(仮想)と，実際に自己が置かれている状況(現実)とが相反しているときに生まれる。「AであってほしいのにBでしかなく不満だ」，「いまはAだが，今後Bになるのではないかと不安だ」などのような心の動きがもとになっている。Aは願望などとして心の中に描く状況であり，Bは現実に遭遇する状況である。Aの状況下ではわれわれは満たされた気持ちになる。逆にBの状況下ではわれわれは精神的・肉体的なストレスや負荷を強いられる。2つの状況に対する価値を比較すると，Aの状況に対する価値の方がBの状況より高い。

(心の苦しみの持続と増大)

われわれの心の苦しみには，心の中に生じたあと，すぐに消滅するものもあるが，長く持続するものや増大するものもある。心の苦しみの発生と持続・増大は異なったメカニズムに基づいていると考えられるので，両者を切り離して考えた方がよい。

心の苦しみの問題を解明しようとするきには，特に持続・増大する心の苦しみを検討の対象にする必要がある。1つのきっかけがもとになって発生した心の苦しみが，われわれの心の中に長く留まり，さらには膨らんでくると，われわれがそれを持て余すようになる。そして心が病的な状態へと移行する。神経症やうつ病などの症状がそれである。最悪の場合には自殺にまで至る。

(心の苦しみの減少)

心の苦しみが持続したり増大したりすれば心は良くない方向へ向かってしまう。しかし，心の苦しみを低減することができれば，持続や増大を抑え，心の

バランスが維持される。低減には，忘却や慣れなどにより自然に任せて消滅を待つ低減もあれば，意識的に行う低減もある。心の苦しみを意識的に低減するには，いくつかの方法が考えられる。身近な例では，「ケ・セラ・セラ(なるようになる)」とか「なされたことは済んだこと」などといった，よく知られている格言などを参考にする方法がある。スポーツや旅行などで気分転換を図ることも効果があるとされている。家族や知人に相談したり心理学の専門家によるカウンセリングを受けたりする方法もある。本書の5章および6章で取り上げるが，仏教をはじめとする宗教も心の苦しみを低減し安らぎを得るための方法ととらえることができる。

2.4　心の苦しみと過去，現在，未来の関係

　ここでは，過去，現在，未来という時間的な系列の中で，心の苦しみについて考えてみることにしよう。

　まず，意識が現在のみに向けられているとき，心の苦しみとなるのは「AであるべきであるにもかかわらずBとなっている」とか「Aであってほしいのに，Bである」といった心理である。これは前述したイソップ物語の中で狐が経験した心理と同じである。この心の苦しみは「不満」と表現できる。この心理の中には失望や悲哀といった心理も含まれる。

　次いで，意識が過去に向けられているとき，心の苦しみとなるのは「あのときもしAをしていればこのようなことにはならなかった。でもBをしてしまった」といった心理である。過去において人がとった行動は，その後の人生を多かれ少なかれ規定する。現在遭遇していることがらが思いどおりにならず，過去の自分の行動がその原因になっていると思われるとき，そこに生じる心の苦しみは「後悔」と表現できる。

　さらに，意識が未来に向けられているとき，心の苦しみとなるのは「Aの状況になってほしい。しかし，このままではやがてBの状況に陥ってしまう」といった心理である。Aの状況を生み出すことが困難でありBの状況になる可能性が大きい場合，このような心理は強くなる。そこで生じる心の苦しみは「不安」と表現できる。

　このように時系列の中で見てみると，心の苦しみは状況次第で異なったもの

となり，それらを表現する言葉も違ったものになる。ただ，それらの間で共通しているのは，前節で述べたように，2つの相反する状況が心の中に共存していることである。2つの状況のうちの1つは心に描いている仮想の状況（前節および本節でAとして示した状況）であり，他は自己が置かれている現実に深く結びついた状況（前節および本節でBとして示した状況）である。両者の価値を比較すると，前者の価値の方が後者より高い。

　心の苦しみについて上述した内容を図式的に表現すると**図2.4**のようになる。

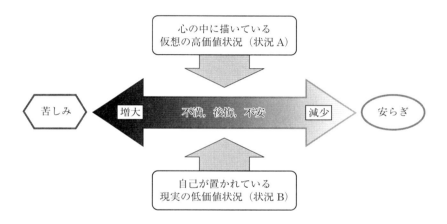

図2.4　心の苦しみと安らぎの関係

3章

心の苦しみとニューロン

3.1 心の苦しみに関わる脳のモデル

これまでの章で述べた基本事項をもとにして，本章では，心の苦しみのメカニズムを探るための脳のモデルを示す[16]。

まず，心の苦しみに関わりをもつニューロンの集まりを図3.1のように3つの領域で表すことにする。右側にある認知領域は，人間が外界から得た情報をもとに対象を認知したり，外界には存在してない対象を心の中に思い描いたりするときに機能する領域である。この領域にはそれぞれの認知対象に対応したユニットが存在する。1.6節で述べた〈林檎〉のユニット（図1.12）などがこれに対応する。ユニット相互の関連性は，領域内にあるリンクで表現される。認知領域がもつ役割は，脳の中では主に大脳の皮質が担っていると考えられる。

次いで図3.1の左側にある定常領域は，外界とは直接つながっていない領域であり，心身を安定に保つためのニューロンやホルモンによって成り立っている領域である。このような心身を安定に保つ機構はホメオスタシスとよばれる。定常領域がもつ役割は，脳の中では自律神経（交感神経，副交感神経）や視床下

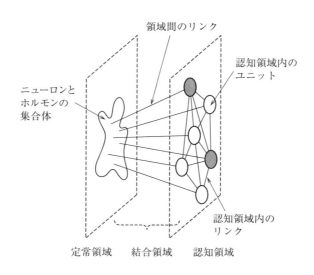

図3.1　心の苦しみに関わる脳の基本モデル

部などが担っていると考えられる。

　認知領域と定常領域は独立に動作するものではない。両者の間ではニューロンを介して信号が行き来する。図3.1では結合領域がそのための役割を担っている。この領域を構成している各リンクは，認知領域にあるユニットと定常領域を結合している。脳の中では主に視床がこのようなはたらきをしていると考えられる。

3.2　認知的不協和を表現するためのモデル

　ここでは，認知的不協和が生じるメカニズムをニューラルネットワークの立場から考えてみる。ニューラルネットワークとしては，図3.1に示したモデルを基本にする。認知的不協和に関わる具体例をもとに話を進めた方が理解しやすいので，ここでもイソップ物語にある「狐と葡萄」の話を踏まえながら，狐の立場に沿ってニューラルネットワークを考える。

　まず，図3.1の認知領域について考えてみよう。ニューラルネットワークによって認知的不協和を表現しようとすると，まず，「私は葡萄を手に入れる」という認知対象と「私は葡萄を手に入れない」という認知対象をそれぞれ異なった2つのユニットに対応づけることになる(2.1節参照)。認知領域に属するこれらを認知対象ユニットとよぶことにする。

　2つの認知対象は相反した概念であるので，意識はこれらに対して二者択一の動作をすることになる。つまり，「私は葡萄を手に入れる」と認知したときには「私は葡萄を手に入れない」という認知対象は意識の中にはなく，逆に「私は葡萄を手に入れない」と認知したときには「私は葡萄を手に入れる」という認知対象は意識から消える。そのため，いずれか片方のユニットが興奮状態であるときに他方のユニットは必ず抑制状態になる。これは，まさに1.7節で述べた双安定ニューラルネットワークがもっている動作である。したがって，上述した認知的不協和のメカニズムをニューラルネットワークの中に組み込もうとすれば，双安定ニューラルネットワークが必要になる。

　次いで，図3.1の定常領域について考えてみよう。定常領域は，前節で述べたように生命体としての人間(イソップ物語では狐)を安定的に維持しようとするニューロンやホルモンなどの複合体を表している。ここでは，これを簡略化

して興奮状態を維持する1つのユニットによって表現することにする。正常な人間は自分自身の心を肯定的にとらえ，活性化した状態を維持しようとすることから，このような表現を用いることにする。これはきわめて大胆な簡略化である。しかし，理解しやすいニューラルネットワークモデルを求めるには有効な方法であると考える。このユニットを主体ユニットとよぶことにする。

さて以上のように，双安定ニューラルネットワークをつくる2つのユニットと，興奮状態を維持する1つのユニットが存在すれば，それだけで認知的不協和のメカニズムを説明し得るであろうか。イソップ物語の例で言うと，「私は葡萄を手に入れる」という認知対象と「私は葡萄を手に入れない」という認知対象，および自己を肯定的にとらえる心があれば，認知的不協和が狐に現れるであろうか。たとえば，狐がすでにどこかで葡萄を十分食べていたとしよう。狐は，物語と同じ場面に遭遇してもおそらく認知的不協和を味わうことはないであろう。つまり，狐が「私は葡萄を手に入れる」ということにも「私は葡萄を手に入れない」ということにも価値（ここで言う価値には，正の意味と負の意味が含まれている）を見出していないときには，認知的不協和は現れない。認知的不協和が生じるのは，2つの認知対象に対して狐が価値を与えている場合である。認知的不協和のメカニズムをニューラルネットワークの中に組み込むには，3つのユニットのほかに，2つの認知対象に与えている価値を表す要素を取り入れる必要がある。図3.1の認知領域と定常領域を結びつけている結合領域を，このような認知対象に与えている価値に対応した要素と見なす。

以上の考察をもとにして図3.1の基本モデルに手を加え，認知的不協和を表現するためのモデルとして図3.2のニューラルネットワークを考える[15][16]。

前述したように，「私は葡萄を手に入れる」という認知対象と「私は葡萄を手に入れない」という認知対象は，双安定ニューラルネットワークを構成する2つの認知対象ユニットに対応づけられる。図3.2では破線枠で囲んだ部分が双安定ニューラルネットワークになっており，その中のユニットIは「私は葡萄を手に入れる」という認知対象に，ユニットRは「私は葡萄を手に入れない」という認知対象に対応している。つまり，ユニットIは狐にとって仮想の認知対象に対応しており，ユニットRは現実の認知対象に対応している。ここで，ユニットに付している文字IおよびRは，それぞれ英語Imagination（仮想）およびReality（現実）の頭文字である。意識が「私は葡萄を手に入れる」という仮想

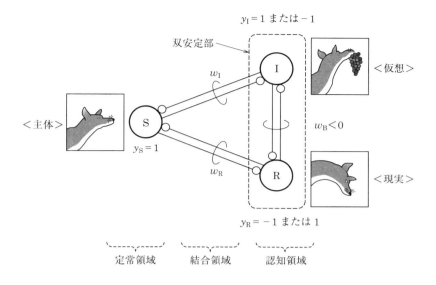

図3.2 認知的不協和を表現するためのニューラルネットワークモデル
（イソップ物語における狐の場合）

の認知対象に向けられたとき，ユニットIが興奮状態となり，同時にユニットRは抑制状態になる。また，意識が「私は葡萄を手に入れない」という現実の認知対象に向けられたとき，ユニットRが興奮状態となり，同時にユニットIは抑制状態になる。この双安定ニューラルネットワークの部分を，以後は双安定部とよぶことにする。双安定部にあるリンクがもつ重みw_Bは1.7節で述べたように負の値（$w_B < 0$）である。

図3.2の中にあるユニットSは，前述した主体ユニットである。生命体としての人間（ここでは狐）を安定的に維持しようとするニューロンやホルモンの複合体を簡略化したものである。ユニットに付した文字Sは英語Subject（主体）の頭文字を用いている。このユニットSは，前述した理由により常に興奮状態であるものとする。

ユニットSとIの間およびユニットSとRの間には，それぞれ重みw_Iおよびw_Rをもつリンクが存在する。これらの重みは，狐が「私は葡萄を手に入れる」という認知対象と「私は葡萄を手に入れない」という認知対象にそれぞれ与えている価値に相当する。これについては次節で詳しく述べる。

3章 心の苦しみとニューロン

　図3.2のモデルでは，議論を簡単にするため，ユニット間を結合しているリンクがもつ重みは，いずれにおいても双方向で同じ値であると仮定している。この仮定は1.5節で述べたHebbの法則に符合するものである。

3.3　結合領域のリンクがもつ重みの意味

　図3.2では，ユニットSとIの間には双方向のリンクが存在し，同様にユニットSとRの間にも双方向のリンクが存在する。ここでは，これらのリンクがもつ重みw_Iおよびw_Rの意味を詳しく考えてみよう。

　いま，ある主体を想定し，その主体が1つの認知対象に意識を向けているとする。図3.3は，そのときの主体と認知対象の関係を示すニューラルネットワークである。ユニットSは図3.2と同様に主体に対応したユニットであり，前節で述べた理由により興奮状態を維持していると見なす。ユニットCは主体が意識を向けている認知対象に対応しており，図3.2におけるユニットIやRに相当する。図3.3では，ユニットSからユニットCに向かうリンクおよび逆にユニットCからユニットSに向かうリンクが示されており，そこでの重みはいずれもwとしている。ユニットSの入力および出力はそれぞれx_S，y_Sと表し，ユニットCの入力および出力はそれぞれx_C，y_Cと表すことにする。

　図3.3(a)は，ユニットSからユニットCに向かうリンクを示している。このリンクを主体から認知対象への心理的なはたらきかけと解釈してみよう。通常の心理では，表3.1に示すように，主体が良いと評価する認知対象には主体はそれが存在することを期待し，悪いと評価する認知対象には存在しないことを

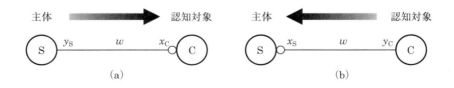

図3.3　ユニットSとCを結合したリンクがもつ重みの意味

3.3 結合領域のリンクがもつ重みの意味

期待するものである.一方,図3.3(a)におけるユニットの入出力や重みの間には表3.2に示す関係が存在する.ユニットSが興奮状態であるため,その出力は$y_S = 1$である.ここでも式(1-1)と同様の関係が成り立つので,リンクの重みwが正の値であるときにはユニットCへの入力x_Cは正の値になる.このことはユニットCを興奮状態に仕向ける.また逆に,リンクの重みwが負の値であるときにはユニットCへの入力x_Cは負の値になるので,ユニットCを抑制状態に仕向ける.

ここで,表3.1と表3.2を比較してみる.認知対象が存在することをユニットCの興奮状態に対応づけ,存在しないことを抑制状態に対応づけると,重みは認知対象に対する評価に対応づけることができる.つまり重みは主体にとって認知対象がもつ価値と見なすことができ,重みの大小は価値の高低に対応づけることができる.

図3.3(b)は,同図の(a)とは逆に,ユニットCからユニットSに向かうリンクを示している.このリンクを,主体が認知対象から受ける心理的影響と解釈してみよう.通常の心理では,表3.3で示すように,良いと評価している認知対象が存在するとき,主体の心は活性化し,逆に存在しないときは沈滞するもの

表3.1　認知対象に対する評価が認知対象への期待に及ぼす影響

ケース	主体の心	認知対象に対する評価	認知対象への期待
1-1	通常	良	認知対象が存在する
1-2		悪	認知対象が存在しない

表3.2　重みがユニットCへの入力に及ぼす影響

ケース	ユニットSの出力y_S	重みw	ユニットCへの入力x_C
1-1	1	正	正(興奮状態へ)
1-2		負	負(抑制状態へ)

3章 心の苦しみとニューロン

表3.3 主体の心が認知対象の状態から受ける影響

ケース	主体の心	認知対象に対する評価	認知対象の状態	主体の心が認知対象から受ける影響
2-1	通常	良	存在する	活性化
2-2	通常	良	存在しない	沈滞
2-3	通常	悪	存在する	沈滞
2-4	通常	悪	存在しない	活性化

表3.4 ユニットSへの入力がユニットCの出力から受ける影響

ケース	ユニットSの出力y_S	重みw	ユニットCの出力y_C	ユニットSへの入力x_S
2-1	1	正	1	正
2-2	1	正	-1	負
2-3	1	負	1	負
2-4	1	負	-1	正

である。また，悪いと評価している認知対象が存在するとき，主体の心は沈滞し，逆に存在しないときは活性化するものである。一方，図3.3(b)におけるユニットの入出力や重みの間には表3.4に示す関係が存在する。ここでも式(1-1)と同様の関係が成り立つので，リンクの重みwが正の値でありユニットCが興奮状態($y_C = 1$)であるときには，ユニットSへの入力x_Sは正の値になる。このことはユニットSの興奮状態を強化する。しかし，リンクの重みwが同じく正の値であってもユニットCが抑制状態($y_C = -1$)であれば，ユニットSへの入力x_Sは負の値になる。このことはユニットSを抑制状態に仕向ける。また，リンクの重みwが負の値でありユニットCが興奮状態($y_C = 1$)であるときには，ユニットSへの入力x_Sは負の値になる。このことはユニットSを抑制状態に仕向ける。しかし，リンクの重みwが同じく負の値であってもユニットCが抑制状態($y_C = -1$)であれば，ユニットSへの入力x_Sは正の値になる。このことは

ユニットSの興奮状態を強化する。

ここで，表3.3と表3.4を比較してみる。表3.1および表3.2の場合と同様，認知対象が存在することをユニットCの興奮状態に対応づけ，存在しないことを抑制状態に対応づけるとともに，主体の心が活性化することをユニットSへの入力が正であることに対応づけ，主体の心が沈滞することをユニットSへの入力が負であることに対応づけると，重みは認知対象に対する評価に対応づけることができる。つまりここでも，重みは主体にとっての認知対象がもつ価値と見なすことができ，重みの大小を価値の高低に対応づけることができる。

なお，表3.2と表3.4を比較すると，ケースの数が違っている。ユニットCへの入力は1つの条件（重み）のみによって決まるが，ユニットSへの入力は2つの条件（重みおよびユニットCの出力）によって決まることが，この違いの理由である。

以上述べたことからわかるように，ユニットSとCを結合する双方向のリンクのいずれにおいても，重みは主体にとっての認知対象がもつ価値に対応することになる。このことは，図3.2におけるユニットSとIを結合する双方向のリンク，およびユニットSとRを結合する双方向のリンクにも成り立つ。

3.4 イソップ物語の狐の場合

前節で述べたように，図3.2においてユニットSに接続しているリンクの重みw_Iおよびw_Rは認知対象に対する価値を表している。一方，イソップ物語に出てくる狐は，葡萄を手に入れることに正の価値を置き，そのことを仮想の認知対象としている。また逆に，葡萄が手に入らないことには負の価値を置き，そのことが現実の認知対象となっている。この関係は図3.2において$w_I > 0$，$w_R < 0$と見なすことに相当する。

ここで，狐の意識が「私は葡萄を手に入れる」という仮想の認知対象に向けられているとき，および逆に「私は葡萄を手に入れない」という現実の認知対象に向けられているときに，重みw_Iおよびw_Rが時間の経過とともにどのように変化するかを見てみる。これらの重みは前述したようにHebbの法則に従って時間の経過とともに変化する。

意識がいずれの対象に向けられてもユニットSは常に興奮状態($y_S = 1$)にある。その状態で、意識が仮想の認知対象に向けられていると、双安定部を構成するユニットIは興奮状態($y_I = 1$)、ユニットRは抑制状態($y_R = -1$)を維持することになる。そのため、式(1-4)および図1.11で示した関係から、時間の経過とともにw_Iは増加し、w_Rは減少することになる。その様子を図3.4に示す。ここでの重みの初期値は仮に$w_I = 0.5$、$w_R = -0.5$としている。

　一方、意識が現実の認知対象に向けられていると、双安定部を構成するユニットIは抑制状態($y_I = -1$)、ユニットRは興奮状態($y_R = 1$)になる。そのため、式(1-4)および図1.11で示した関係から、時間の経過とともにw_Iは減少し、w_Rは増加することになる。その様子を図3.5に示す。ここでも重みの初期値は

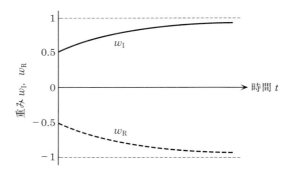

図3.4　意識が仮想の認知対象に向けられているときの重みの変化

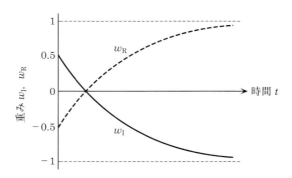

図3.5　意識が現実の認知対象に向けられているときの重みの変化

仮に$w_I = 0.5$, $w_R = -0.5$としている。

このように意識がいずれの認知対象に向けられていても，重みw_Iおよびw_Rは時間の経過とともに変化する。一方，1.9節で述べたように，ニューラルネットワークの不整合度は，ユニットの動作状態およびリンクの重みによって決まる。そこで，図3.2で示したニューラルネットワークモデルについて，不整合度が時間の経過とともにどのように変化するか検討してみる。3つのユニットからなるニューラルネットワークの場合の不整合度は式(1-8)で表されるので，これに図3.2の関係を当てはめればよい。つまり式(1-8)に$y_1 = y_S = 1$, $y_2 = y_I$, $y_3 = y_R$, $w_{12} = w_{21} = w_I$, $w_{13} = w_{31} = w_R$, $w_{23} = w_{32} = w_B$なる関係を代入すれば不整合度を求めることができる。

まず意識が仮想の認知対象に向けられているときには$y_I = 1$, $y_R = -1$であるので，このときの不整合度をU_{TI}と表すと，これは式(3-1)のようになる。

$$U_{TI} = \frac{w_R - w_I + w_B}{3} \qquad (3-1)$$

ここでw_Iおよびw_Rは時間の経過とともに図3.4で示した変化を示す。これを考慮に入れるとともに$w_B = -1$として，式(3-1)から不整合度U_{TI}の変化を求めると図3.6のようになる。

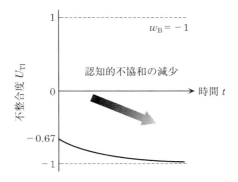

図3.6　意識が仮想の認知対象に向けられているときの不整合度の変化

次いで意識が現実の認知対象に向けられているときには $y_I = -1$, $y_R = 1$ であるので，このときの不整合度を U_{TR} と表すと，これは式(3-2)のようになる。

$$U_{TR} = \frac{w_I - w_R + w_B}{3} \quad (3-2)$$

ここで w_I および w_R は時間の経過とともに図3.5で示した変化を示す。これを考慮に入れるとともに $w_B = -1$ として，式(3-2)から不整合度 U_{TR} の変化を求めると図3.7のようになる。

2章で述べた認知的不協和の理論によれば，認知的不協和は時間の経過とともに減少する性質をもつ。また，図3.6および図3.7を見ればわかるように，ニューラルネットワークの不整合度も時間の経過とともに減少する。したがって，認知的不協和とニューラルネットワークの不整合の間には関連性があると考えられる。すでに2.1節で述べたように，認知的不協和は心の苦しみと深く関わっているので，ニューラルネットワークの不整合度は心の苦しみとも関係していると考えることができる。以上の関係を整理すると図3.8のようになる。

1.9節で述べたように，不整合度が大きいということは，リンクの重みに変化の余地が大きく残っており，リンクとユニットからなるネットワークが不安定な状態にあることを意味する。つまり，不整合度が大きいことは，ネットワークを構成している要素間に存在するストレスが解消されていないことを意味す

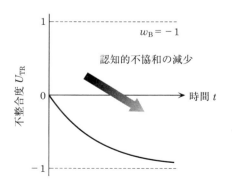

図3.7　意識が現実の認知対象に向けられているときの不整合度の変化

3.4 イソップ物語の狐の場合

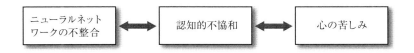

図3.8 ニューラルネットワークの不整合がもつ心理学的な意味合い

表3.5 狐の心の苦しみとニューロン間の不整合の関係

	状況1	状況2	状況3
葡萄のサイズ	大	小	小
狐の空腹度	大	小	大
狐の心の苦しみ	大	小	中
重み w_I	0.8	0.3	0.3
重み w_R	−0.9	−0.5	−0.9
不整合度 U_{TR}	0.23	−0.07	0.07

る。このようなストレスが心の苦しみの原因であると考えると，ニューラルネットワークの不整合度と心の苦しみの間にある関連性が理解できる。

　ここで，例としてイソップ物語の狐が経験する心の苦しみとニューラルネットワークの不整合を取り上げ，それらの間に見られる関係について考えてみる。そのために，表3.5に示す具体的な状況を想定してみる。表3.5の上段では，葡萄のサイズと，葡萄を見つけたときの狐の空腹度を条件として，これらの大きさを「大」，「小」によって表し，考えられる組み合わせの中から3とおりの状況を選んで示している。そして，それらの状況のもとで想定される狐の心の苦しみも併せて示している。葡萄のサイズが大きく狐の空腹度が大きいときには葡萄に対する欲望も空腹への不満も大きくなるので，葡萄を手に入れることができないときの狐の心の苦しみは最も大きくなると考えられる(状況1)。一方，

逆に，葡萄のサイズが小さく狐の空腹度が小さいときには，狐に心の苦しみはあるものの，それは最も小さくなると考えられる（状況2）。そして，葡萄のサイズが小さく狐の空腹度が大きいときには，心の苦しみの大きさは前に示した2つの状況の中間に位置づけられる（状況3）。

ここで，これら3つの状況を図3.2で示したニューラルネットワークに反映させてみる。まず，重みw_Iは仮想の認知対象に付与している価値であるので，葡萄のサイズによって変わる狐の気持ちを反映させた数値にしなければならない。葡萄は狐にとって価値があり獲得したい気持ちを起こさせるものなので，w_Iには正の値を与える。葡萄のサイズが大きいほどその値は大きくなる。表3.5の下段では，大きいサイズの葡萄および小さいサイズの葡萄に対するw_Iを，例としてそれぞれ0.8および0.3としている。

次に，重みw_Rは現実の認知対象に与えている価値であるので，空腹度によって変わる狐の気持ちを反映させた数値でなければならない。空腹は狐にとって価値がなく拒否したい気持ちを起こさせるものなので，w_Rには負の値を与える。空腹度が大きいほどその値は小さくなる（負の値なので絶対値は大きくなる）。表3.5の下段では，空腹度が小さいときおよび大きいときに対するw_Rを，例としてそれぞれ−0.5および−0.9としている。

表3.5の下段には，上で示したw_Iとw_Rの値および$w_B = -1$を式(3-2)に代入して得られるU_{TR}の値も示している。心の苦しみを議論するときには，仮想ではなく現実の認知対象に意識が向けられている状況を想定すべきである。したがって表3.5では2つの不整合度U_{TI}およびU_{TR}のうち後者のみを示している。

表3.5の上段に示した心の苦しみと下段に示したU_{TR}の値を比較すると，両者の間に相関のあることがわかる。心の苦しみが増すほどU_{TR}の値は増す。このことからも，心の苦しみはニューロン間の不整合と関係していると考えられる。

3.5　Brehmによる心理学実験の場合

　図3.2で示したニューラルネットワークモデルが認知的不協和のメカニズムを表すモデルとして妥当であるかどうかを細かく調べるには，ニューラルネットワークモデルの動作を認知科学の実験データと定量的に比較すればよい．ここでは，2.2節で紹介したBrehmの実験結果を取り上げて，理論と実験の比較を行う．

　この実験の被験者に図3.2のニューラルネットワークモデルを当てはめると図3.9のようになる．実験と照らし合わせながら，このニューラルネットワークがどのように動作するかを考えてみる．

　ニューラルネットワークモデルの中では，選択した品物を所有することがユニットRに対応づけられる．なぜなら，選択という行為を終えて希望の品物を入手して以降，被験者は選択した品物を現に所有しており，その品物が手もとにあることが被験者にとって現実であるからである．逆に，選択しなかった品物を所有することはユニットIに対応づけられる．被験者は選択しなかった品物を所有しておらず，その品物を所有することは単に仮想の認知対象でしかない．

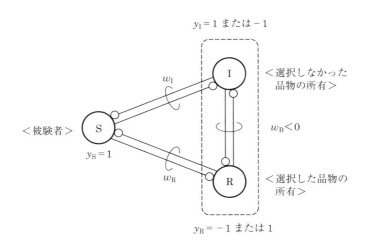

図3.9　Brehmの実験に対するニューラルネットワークモデル

図3.9のモデルにある重みw_Iとw_Rの初期値は，被験者がそれぞれの品物に対して実験当初の時点で与えていた評価値に対応する．実験において評価点がとり得る最大値は8，最小値は1であった．これらをニューラルネットワークモデルにおける重みの最大値1および最小値−1に対応づけることにする．最大値と最小値の中間に位置する他の値は比例配分によって対応づけると，実験で得た評価値と重みの対応関係は図3.10のようになる（表2.1参照）．

図3.10の上側は実験データであり，2つのグループにおいて得た初期の平均評価点である．一方，下側は理論で用いる重みの初期値を示している．この対応関係をもとにすると，理論においてグループA（評価点の比較的高い2つの品物が提示されたグループ）での重みw_Iの初期値は0.21，w_Rの初期値は0.48となる．一方，グループB（評価点に開きのある2つの品物が提示されたグループ）でのそれぞれの重みの初期値は−0.27および0.42となる．

希望する品物を選択し入手したあと，被験者の意識が現実に向けられているとき，その状態を図3.9のニューラルネットワークモデルで表すと，ユニットRは興奮状態にあり，ユニットIは抑制状態にある．

いま，この状態が長時間継続した場合を考えてみよう．ユニットIは抑制状態（$y_I = -1$），ユニットSは興奮状態（$y_S = 1$）であり続けるので，両者の間の重みw_Iは1.5節で述べたHebbの法則により，時間とともに減少して−1に近づ

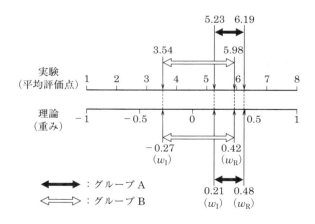

図3.10　Brehmの実験データ（平均評価点）と理論で用いた数値（重み）の関係[16]

いていく。一方ユニットRは，ユニットS同様，興奮状態($y_R = 1$)であり続けるので，それらの間の重みw_Rは増加して1に近づいていく。これらの変化は図3.11のようになる。図3.11で，βは式(1-3)で用いた定数である。

すでに述べたようにリンクの重みは品物の評価値に対応する。したがって図3.11は，いずれのグループにおいても，選択した品物に対する評価は上昇し，選択しなかった品物に対する評価は下降することを示している。そして，選択しなかった品物に対する評価の下降が顕著であるのはグループAにおいてであることがわかる。理論を通して得られたこれらの傾向は，2.2節で示した実験結果に見られる傾向と一致している。初期($\beta t = 0$)における重みの値と一定時間経過後($\beta t = 0.13$)における値の差を図示すると図3.12のようになる。図3.12が示す傾向は，図2.2で示した実験結果と一致する。

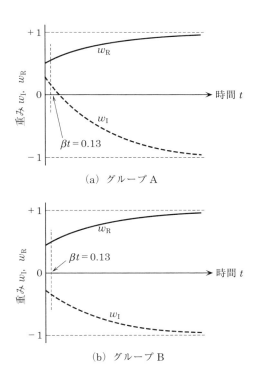

図3.11　Brehmの実験に対する理論結果(その1)

3章　心の苦しみとニューロン

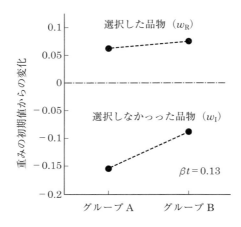

図3.12　Brehmの実験に対する理論結果(その2)[16]

　以上のようにBrehmが行った実験の結果をニューラルネットワークモデルによって説明することができる。モデルの妥当性がこれによって示されたことになる。

　ニューラルネットワークを構成するリンクの重みが**図3.11**のように変化するとき，ニューラルネットワーク全体の不整合度U_{TR}がどのように変化するかを見てみよう。不整合度は式(3−2)によって求めることができる。まず，グループAでは，初期には**図3.10**にあるように$w_I = 0.21$，$w_R = 0.48$であるから，$w_B = -1$とすると，そのときの不整合度は$U_{TR} = -0.42$である。時間が十分経過すると，**図3.11**のように2つの重みは$w_I = -1$，$w_R = 1$に近づくので，そのときの不整合度は$U_{TR} = -1$となる。一方，グループBでは，初期には$w_I = -0.27$，$w_R = 0.42$であるから，$w_B = -1$とすると$U_{TR} = -0.56$である。そして時間が十分経過したあとの不整合度はここでも$U_{TR} = -1$となる。以上の関係を図示すると**図3.13**のようになる。**図3.13**からわかるように，初期においてはそれぞれのグループで異なった不整合度を示しているが，時間の経過とともに両グループで不整合度は減少し，最小値である−1に近づく。

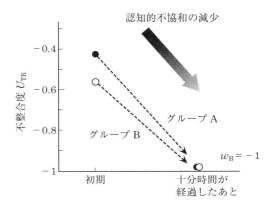

図3.13　Brehmの実験に対する理論で得た不整合度

3.6　Freedman による心理学実験の場合

　前節では Brehm の実験結果を取り上げたが，本節では 2.2 節で示した Freedman の実験結果を取り上げて，理論と実験の比較を行う．この実験の被験者に**図3.2**のニューラルネットワークモデルを当てはめると**図3.14**のようになる．実験と照らし合わせながら，このニューラルネットワークがどのように動作するかを考えてみる．

　ロボットに触らないことは被験者にとって現実の認知対象である．したがって，このことはニューラルネットワークモデルの中ではユニットRに対応づけられる．なぜなら，被験者はロボットに触ることが禁じられており，現実にその指示を守っているからでる．逆に，ロボットに触ることは仮想の認知対象でありユニットIに対応づけられる．ロボットは魅力的な玩具であるので，それに触りたいという願望を被験者は抱くものの，実際には触ることを禁じられているからである．

　Freedman の実験の後半では，**図2.3**に示したように，ロボットで遊んだ人数の比率をデータとして用いている．この比率が大きいほど，被験者はロボットに触ることに高い価値を与えていると理解できる．この価値は**図3.14**のモデ

ルの中では重み w_I に対応している。そこで以下では，この w_I について考察を行うことにする。

　重み w_I は3つの成分 w_o，w_t および w_s から成り立っており，これらを加算した値をとるものと考える。ただし，これまで述べてきたように $-1 \leqq w_\mathrm{I} \leqq 1$ と見なす。w_o は，ユニットIに対応する認知対象（ロボットとの接触）に対して被験者が本来与えている価値である。これについても $-1 \leqq w_o \leqq 1$ と見なす。w_I および w_o は時間とともに変化するので，両者は時間 t の関数と見なす。w_t および w_s は，それぞれ警告および監視によって生じる価値の変化成分を表す。ロボットに触ることを禁じる警告および監視は，被験者にとって不快なものであるので，ロボットに触ることの価値を低下させる。したがって $w_t < 0$，$w_s < 0$ と見なす。これらの成分は時間に依存しないと考えられるので定数とする。以上より，w_I を式(3-3)で表すことにする。

$$w_\mathrm{I}(t) = \begin{cases} w_o(t) + w_t + w_s & (-1 \leqq w_o(t) + w_t + w_s \leqq 1 \text{ のとき}) \\ -1 & (w_o(t) + w_t + w_s < -1 \text{ のとき}) \\ 1 & (w_o(t) + w_t + w_s > 1 \text{ のとき}) \end{cases} \quad (3-3)$$

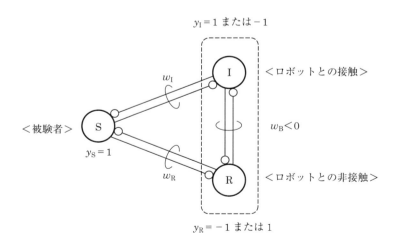

図3.14　Freedmanの実験に対するニューラルネットワークモデル

3.6 Freedmanによる心理学実験の場合

　ここでも，これまで述べてきた事例と同様，意識が現実の認知対象に向けられている状態（ユニットRが興奮状態であり$y_R = 1$，ユニットIが抑制状態であり$y_I = -1$）における重みの変化に注目する。式(3-3)の関係を1.5節で述べたHebbの法則に基づく重みの変化に当てはめると，式(3-4)を得ることができる(本章末尾の〔注〕参照)。

$$w_o(t) = \begin{cases} w_o(0) & (w_o(0) + w_t + w_s < -1 \text{ のとき}) \\ (w_o(0) + w_t + w_s + 1)e^{-\beta t} - w_t - w_s - 1 & (w_o(0) + w_t + w_s \geq -1 \text{ のとき}) \end{cases}$$

(3-4)

ここで，$w_o(0)$は$w_o(t)$の初期値である。

　理論検討で用いる重みの値を表3.6に示す。これは，表2.2で示した4つのグループに対応づけて，条件を整理したものである。ロボットは被験者にとってきわめて魅力的であるため，初期値$w_o(0)$は最大値1であると考える。監視は，ロボットとの接触を禁止する際のきわめて効果的な手段であり，被験者に不快な思いを強くもたせる。したがって，たとえ厳しい警告という手段がなく監視という手段だけであったとしてもw_Iを常に最小値−1にすることができるよう

表3.6　Freedmanの実験に対するニューラルネットワークモデルの重み

	監視なし	監視あり
優しい警告	〈グループA〉 $w_o(0) = 1.0$ $w_t = -0.2$ $w_s = 0$	〈グループB〉 $w_o(0) = 1.0$ $w_t = -0.2$ $w_s = -2.0$
厳しい警告	〈グループC〉 $w_o(0) = 1.0$ $w_t = -1.8$ $w_s = 0$	〈グループD〉 $w_o(0) = 1.0$ $w_t = -1.8$ $w_s = -2.0$

に，w_s には十分小さい値（−2.0）を当てはめている．w_t も小さい値にしているが，警告は監視ほど効果的でないと考えられることから，w_s より大きな値（優しい警告に対して−0.2，厳しい警告に対して−1.8）にしている．

表3.6の数値を式(3−4)に代入することにより，時間 t の関数である重み w_o を求めることができる．図3.15には計算例として $\beta t = 2$ における w_o の値を示す．この図を見ると，4つのグループのうちグループ A においてのみ w_o の値が小さく，他のグループでは w_o の値が互いに接近している．監視があり厳しい警告がある状況では，ロボットに触ることの価値がこれらによって大幅に低下してしまうので，本来の価値 w_o に残されている変化の余地が小さくなる．そのことがこのような結果に結びついていると考えられる．

図3.15の結果がもつ傾向は，図2.3で示した実験結果と一致している．こうして，Freedman が行った実験の結果をニューラルネットワークモデルによって説明することができる．

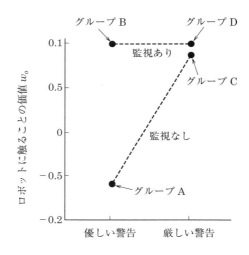

図3.15　Freedman の実験に対する理論検討結果（$\beta t = 2$）[16]

3.7 不整合度のマップ化

不整合度は，3.4節で示した式(3－1)および式(3－2)によって表される。われわれの意識は通常現実に向けられており，心の苦しみや安らぎもそのときの感情が基本になっている。したがって，2つの数式のうち式(3－2)で現されているU_{TR}が重要な意味をもつことになる。

式(3－2)は3つの変数w_I，w_Rおよびw_Bからなる簡単な数式である。ただ，数式だけを見ていてもその意味を理解することは難しいので，数式を図によって表すことにする。3.4節と同様$w_B = -1$とし，2次元座標の縦軸にw_Iを割り当て，横軸にw_Rを割り当てると，**図3.16**を得ることができる。

図3.16で描かれている斜めの直線は，不整合度U_{TR}を一定の値に固定したときのw_Iとw_Rの関係を示している。つまり，斜めの直線は地図で言えば等高線に相当するものである。それぞれの斜めの直線にはそれに対応する不整合度U_{TR}の値を付けている。これらの値からわかるように，図中の位置が左上方向へ移動するほど不整合度U_{TR}は大きくなり，逆に右下方向へ移動するほど小さくなる。

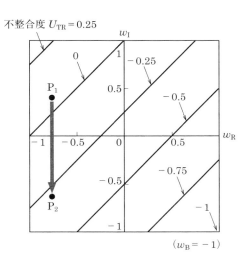

図3.16　意識が現実に向けられているときの重み(w_I, w_R)と不整合度の関係[16]

ここで，3.2節で取り上げたイソップ物語の狐の場合を考えてみよう．狐は当初，「私は葡萄を手に入れる」という認知対象に高い価値を与えていたが，手に入れることができないことを知ってその価値を引き下げた．この狐の心の動きは，図3.2において，主体ユニットSと仮想の認知対象に対応したユニットIを結合しているリンクの重みw_Iの値を低下させることに相当する．一方で「私は葡萄を手に入れない」という認知対象に与えている価値は変えていない．したがって，主体ユニットSと現実の認知対象に対応したユニットRを結合しているリンクの重みw_Rの値は変化させていない．

これを図3.16に示すと，たとえば太い矢印のようになる．矢印の始点P_1は狐が「私は葡萄を手に入れる」という認知対象に高い価値を与え，葡萄を手に入れようと考えていたときの心の状態に対応し，終点P_2は入手に失敗し価値を引き下げたあとの心の状態に対応している．この例からわかるように，図3.16を参照することにより，2つの認知対象に対して与えているそれぞれの価値をもとにして不整合度U_{TR}の大きさを容易に知ることができる．

本章では，心の苦しみに関わるニューラルネットワークとして図3.2に示したモデルを基本にして議論を進めてきた．このモデルは，あくまでも議論を容易にするために可能な限り単純化したモデルである．脳内における実際のネットワークでは，各ユニット間が図3.2で示したように双方向一組のリンクだけで単純に直接結合しているとは考え難い．複数のユニットが直列および並列に接続した複雑な構造になっていると考えられる．そこでは他の認知対象に対応したユニットも結合に関わっているであろう．したがって，心の苦しみをより詳しく考察するときには，本章で示したニューラルネットワークモデルよりもさらに複雑な構造のものが必要になる．

本章で示したニューラルネットワークモデルは，3つのユニットを頂点とし，ユニット間のリンクを辺とする三角形（トライアングル）で表現されている．このモデルが心の苦しみと深く関わっていることから，本書では，以後，このモデルを「苦しみのトライアングル」とよぶことにする．

〔注〕
関数 $w_o(t)$ について，2つの場合に分けて考える。

(1) $w_o(0)+w_t+w_s<-1$ の場合

被験者はロボットに触ることを禁じられており，それを守っているので，図3.14のユニット I (ロボットに触るという認知対象に対応)は抑制状態($y_I=-1$)となる。一方，ユニットSは興奮状態($y_S=1$)である。したがってHebbの法則より $w_I(t)$ の極限値($t\to\infty$ としたときの値)は -1 となる。ところが $w_o(0)+w_t+w_s<-1$ の場合には，式(3-3)からわかるように $w_I(t)$ の初期値も -1 である。このように $w_I(t)$ の初期値と極限値は等しいので，$w_I(t)$ は時間が経過しても変化しない。したがって $w_o(t)$ も変化することはなく，$w_o(t)=w_o(0)$ となる。

(2) $w_o(0)+w_t+w_s\geqq -1$ の場合

$w_I(t)$ の初期値は $w_I(0)$ であり，$w_I(t)$ の極限値は上記のとおり -1 である。一方，式(1-4)からわかるように，重みの一般解の初期値($t=0$ としたときの値)は $K+y_A y_B$ であり，極限値は $y_A y_B$ である。これらの初期値および極限値をそれぞれ等しいと見なすと，

$$K = w_I(0)-y_A y_B = w_I(0)+1 = w_o(0)+w_t+w_s+1$$
$$y_A y_B = -1$$

という関係が成り立つので，これらを式(1-4)に代入すると，

$$w_I(t)=(w_o(0)+w_t+w_s+1)e^{-\beta t}-1$$

が得られる。したがって，

$$w_o(t)=w_I(t)-w_t-w_s=(w_o(0)+w_t+w_s+1)e^{-\beta t}-w_t-w_s-1$$

となる。

4章

意識の切り替えと心の苦しみ

4.1 意識の切り替え

　意識を特定の認知対象に向けて固定し，ニューラルネットワークの動作状態が変化しないときには，時間の経過とともに不整合度が減少していくことは3章で述べた．しかし，実際には，室町時代の僧である一休の歌，

**　　心こそ心まどはす心なれ心に心こゝろゆるすな**

にあるように[44]，心には制御することが難しい側面があり，連鎖反応的に状態を変えていく性質がある．つまり，意識を特定の認知対象に向けて長時間固定することは難しい．特定の認知対象にしばらくの間は意識が向けられていても，いつの間にか他の認知対象に意識は向かってしまう．心に見られるこのような現象は，心理学の分野では「マインドワンダリング」とよばれている[45]．

　意識が向かう認知対象はなぜこのように変化するのであろうか．そのことについて，ニューラルネットワークの立場から考えてみる．

　3章では，心の苦しみに関わるニューラルネットワークモデルを示し(図3.2)，それを「苦しみのトライアングル」とよぶことにした．脳の中にはさまざまな領域があり，心の苦しみには直接かかわらない領域もある．心の苦しみに関わる領域とそうでない領域は脳内で完全に分離されているわけではなく，ニューロンを介して何らかのつながりを有していると考えられる．その結果，心の苦しみに関わる領域には，その動作とは無関係ないろいろな信号がそれ以外の領域から送られてくる．つまり，図3.2のニューラルネットワークには外部から雑多な信号が入ってくる．その状況を表したモデルが図4.1である．図において矢印で示されているのが外部から入ってくる信号である．

　双安定部を構成しているユニットRおよびIへの外部からの入力として，図4.1ではまずn_Rおよびn_Iを示している．これらは，周辺領域の活動によって発生するものであるため，図3.2のニューラルネットワークの動作とは関わりなく不規則な変化をする．したがって，これらはユニットRおよびIに対してある種のノイズ(雑音)としてはたらくと見なせる[46]．

　人が外界から受ける刺激は，五感を通して脳に伝わり，それが脳内の信号やノイズとなる．また，人が身体を動かせば，身体を制御する信号が脳内を伝わ

4.1 意識の切り替え

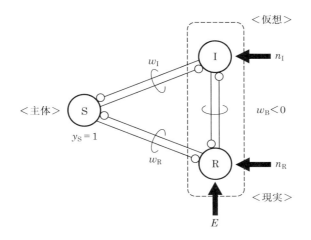

図4.1 「苦しみのトライアングル」と外部からの入力

り，それが周辺部位にノイズとしてはたらく。

図4.1には外部からのもう1つの入力Eがある。この入力は，われわれが置かれている現実世界から受け取る刺激や，それに基づく認知結果からの刺激を反映させたものである。このような刺激は，2つの認知対象ユニットのうち現実の認知対象に対応したユニットRの方を興奮させることになるので，入力EはユニットRのみに入っており，$E \geq 0$と見なす。入力Eが大きいとユニットRは興奮状態になり，意識は現実の認知対象に向けられることになる。

当然のことながらユニットSにも外部からのさまざまな入力がある。しかし，ユニットSは3.2節で述べたように，常に興奮状態を維持する安定したユニットであるので，そのような外部からの入力による影響は無視できる。

双安定部に入る外部からの入力を求めてみよう。ユニットRへの入力x_Rは，

$$\begin{aligned} x_R &= w_R y_S + n_R + E \\ &= w_R + n_R + E \end{aligned} \quad (4-1)$$

となる。同様にして，ユニットIへの入力x_Iは，

$$x_\mathrm{I} = w_\mathrm{I} y_\mathrm{S} + n_\mathrm{I}$$
$$= w_\mathrm{I} + n_\mathrm{I} \qquad (4-2)$$

となる。これら2つのユニットに対しては双安定部内部（双安定部を構成する他のユニット）からの入力もあるが，ここではあくまでも外部からの入力のみを考える。

ノイズがニューラルネットワークの動作に及ぼす影響を求めるには，ノイズを確率現象と見なして数学的に考察する方法がある。著者の論文ではその方法で考察を行っている[16]。しかし，ここでは議論をわかりやすくするため，n_Rおよびn_Iにそれぞれ具体的な波形を当てはめて，議論を進めることにする。図4.2には仮定した波形を示している。図4.2では，2つのノイズの波形はいずれも時間の経過とともに不規則な変化を示し，大きさの時間平均値が0に近くなるようにしている。また，2つの波形の平均的な変動幅が近くなるようにしている。

「苦しみのトライアングル」には双安定部があることから，それがとる状態には図4.3に示す2とおりがある。同図(a)で示す状態Rは，ユニットRが興奮状態（ユニットIが抑制状態）であり，意識が現実の認知対象に向けられている状態である。同図(b)で示す状態Iは，ユニットIが興奮状態（ユニットRが抑制状態）

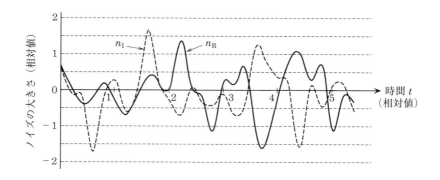

図4.2 「苦しみのトライアングル」に入るノイズの例

4.1 意識の切り替え

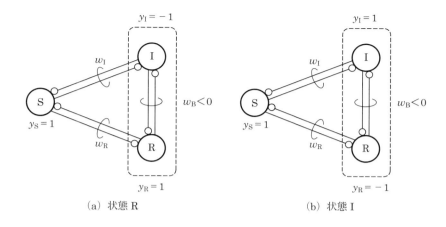

(a) 状態 R   (b) 状態 I

図4.3 「苦しみのトライアングル」がとる2つの状態

であり，意識が仮想の認知対象に向けられている状態である。

双安定部の状態は外部からの入力によって切り替わる。ここでは，外部からのユニットRおよびIへの入力の大きさを比較し，前者が後者よりも大きいときには状態Rになり，逆に小さいときには状態Iになると考える（1.7節参照）。実際には，ヒステリシスと言われる履歴現象を加味する必要があるが，ここでは議論をわかりやすくするため，それを無視する。

ユニットRおよびIへの入力の差をDとすると，式(4−1)および式(4−2)より，

$$\begin{aligned}D &= x_R - x_I \\ &= w_R - w_I + n_R - n_I + E\end{aligned} \qquad (4-3)$$

となる。したがって$D \geq 0$のときにニューラルネットワークは状態Rとなり，$D < 0$のときに状態Iとなると考える。

上述したことを前提にして，ノイズの影響を受けて「苦しみのトライアングル」がどのような動作をするか考えてみる。

(1) 動作例1

まず，最初の例として$w_I > w_R$が成り立つ場合を考える。これは，仮想の認知対象に高い価値を与え，現実の認知対象には低い価値を与える場合である。イソップ物語の例で言えば，狐が葡萄を手に入れたいと考えているにもかかわらずそれが実現できていない状況に相当する。「苦しみのトライアングル」の具体的な動作例を求めようとすると，式(4-3)に数値を当てはめなければならない。そこで，$w_I > w_R$が成り立つ例として$w_R = -0.5$, $w_I = 0.5$という値を用いることにする。また，議論を簡単にするため，双安定部に外部から入る入力にはノイズ以外の成分はないものとして，$E = 0$と見なす。このとき，式(4-3)は次のようになる。

$$D = n_R - n_I - 1 \qquad (4-4)$$

式(4-4)および図4.2をもとにして，「苦しみのトライアングル」が状態R($D \geqq 0$)および状態I($D<0$)となる時間領域を求めると図4.4のようになる。図4.4では，2つの状態が占める領域を色を変えて帯状に示している。たとえば，図4.2において$0 \leqq t < 0.55$の区間に注目すると，ここでは$D<0$であるので，図4.4のように「苦しみのトライアングル」は状態Iとなる。続く$0.55 \leqq t < 0.75$に注目すると，ここでは$D \geqq 0$であるので，「苦しみのトライアングル」は状態Rとなる。時間の経過とともに，双安定部が切り替わることによって2つの状態が交互に現れている。このことは，意識が現実の認知対象と仮想の認知対象に交互に向けられていることを意味している。つまり，ノイズが原因となって意識

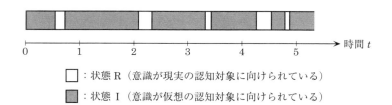

図4.4 「苦しみのトライアングル」の状態変化(動作例1, $w_R = -0.5$, $w_I = 0.5$, $E = 0$)

の向けられる認知対象が変化している。このように意識の向けられる先が変化する現象は，心の揺らぎとしてとらえることができる。

(2) 動作例2

次の例として，上述した動作例1とは逆に$w_R > w_I$が成り立つ場合について考えてみる。イソップ物語をもとにするならば，本来の話の展開とは違って，狐が葡萄を手に入れることができた場合に相当する。このとき，「苦しみのトライアングル」にあるユニットRは「私は葡萄を手に入れる」という認知対象に対応し，ユニットIは「私は葡萄を手に入れない」という認知対象に対応することになる。したがって重みの値は，動作例1でのw_Rとw_Iの値を入れ替え$w_R = 0.5$, $w_I = -0.5$とする。そしてここでも$E = 0$と見なす。このとき式(4-3)は，

$$D = n_R - n_I + 1 \quad (4-5)$$

となる。式(4-5)および図4.2をもとにして状態R($D \geq 0$)および状態I($D < 0$)となる時間領域を求めると図4.5のようになる。図4.5においても，状態Rと状態Iとが交互に現れている。

ここで図4.4および図4.5をもとにして，動作例1($w_I > w_R$)と動作例2($w_R > w_I$)における意識の向けられる先を比べてみよう。意識が仮想の認知対象に向けられる時間領域(状態I)は図4.4と図4.5のいずれにおいても存在するが，長さの総和を比較してみると，図4.4の方が長くなっている。つまり，意識が仮

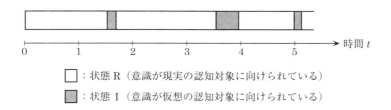

図4.5 「苦しみのトライアングル」の状態変化(動作例2, $w_R = 0.5$, $w_I = -0.5$, $E = 0$)

想の認知対象に向けられる時間領域が全時間帯の中で占める割合は，$w_\mathrm{R} < w_\mathrm{I}$ なる関係が成り立つ場合の方が $w_\mathrm{R} > w_\mathrm{I}$ なる関係が成り立つ場合よりも大きくなっている。このことは，イソップ物語の狐のように，相対的に価値の低い現実の状況に置かれた場合には，相対的に価値の高い仮想の状況に意識が頻繁に向けられることを示している。さらに，それとは逆に，相対的に価値の高い現実の状況に置かれた場合には，相対的に価値の低い仮想の状況に対して意識はさほど向けられないことを示している。

これは，次の言葉にも符合している。

金がある時は金のない時を考へないけれど，金のない時は金のある時を考へる

この言葉は，心に苦しみを抱えながら僧侶として行乞流転の生活を続けた俳人・種田山頭火の言葉である[47]。この前半で言っている「金がある時」は，相対的に価値の高い現実の状況を指しており，「金のない時」は相対的に価値の低い仮想の状況に対応している。「考へない」というのは，意識が向けられないということである。つまり，この言葉の前半は前述した $w_\mathrm{R} > w_\mathrm{I}$ なる関係が成り立つ場合に対応しており，**図4.5**に表現されている内容と符合している。そして言葉の後半は，前述した $w_\mathrm{I} > w_\mathrm{R}$ なる関係が成り立つ場合に対応しており，**図4.4**に表現されている内容と符合している。

心の苦しみは，図3.8で示したように，ニューラルネットワークの不整合に関わっている。また，われわれの意識は通常現実に向けられており，心の苦しみや安らぎもそのときの心が基本になっている。したがって，心の苦しみを考えるときには，ニューラルネットワークの2つの不整合度 U_TI，U_TR のうち意識が現実に向けられているときの不整合度である U_TR が重要な意味をもつことになる。3章で示した式(3-2)や図3.16からわかるように，$w_\mathrm{R} > w_\mathrm{I}$ なる関係が成り立つ場合よりも $w_\mathrm{I} > w_\mathrm{R}$ なる関係が成り立つ場合の方が不整合度 U_TR は大きくなる。つまり，心の苦しみが大きくなる。一方，上述した2つの動作例の比較から，$w_\mathrm{I} > w_\mathrm{R}$ なる関係が成り立つ場合には意識が現実の認知対象と仮想の認知対象の間を頻繁に行き来することがわかる。これらのことから，心の苦しみが大きい状態では，意識が現実の認知対象と仮想の認知対象の間を頻繁

に行き来する，つまり心が揺らぐといえる．

(3) 動作例3

上述した動作例はいずれも，図4.1において，現実世界からの刺激を反映させた入力 E が存在しない場合 ($E = 0$) のものであった．ここでは条件を変えて，$E > 0$ である場合の動作を考えてみる．$E > 0$ のときには $E = 0$ のときに比べてユニットRの入力が大きくなる．これは，ユニットRを興奮状態の方向へ導くことになるので，現実の認知対象に意識が向けられることに相当する．イソップ物語の狐の場合を例にすると，狐が葡萄の木の高さや自分のジャンプ力を知り，葡萄を手に入れることができないという現実に目を向けることである．

図4.6には，$w_I > w_R$ および $E > 0$ なる関係が成り立つ場合の状態変化を示している．具体的には $w_R = -0.5$, $w_I = 0.5$, $E = 1$ という値を条件として用いたときのものである．この結果を，図4.4 (w_I および w_R は図4.6と同じく $w_R = -0.5$, $w_I = 0.5$ であるが，E は異なっており $E = 0$) と比べてみると，状態I (意識が仮想の認知対象へ向けられる状態) の時間幅が減少しているのがわかる．

また，図4.7には，$w_R > w_I$ および $E > 0$ なる関係が成り立つ場合の状態変化を示している．具体的には $w_R = 0.5$, $w_I = -0.5$, $E = 1$ という値を条件として用いたときのものである．この結果を，図4.5 (w_I および w_R は図4.7と同じく $w_R = 0.5$, $w_I = -0.5$ であるが，E は異なっており $E = 0$) と比べてみると，この場合にも，状態Iの時間幅が減少しているのがわかる．意識の切り替えがリンクの重みによって影響を受けることは前述したが，このように「苦しみのトライアングル」に入る外部からの入力 (E) によっても影響を受ける．

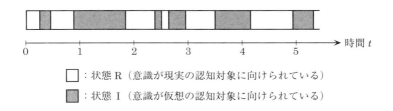

図4.6 「苦しみのトライアングル」の状態変化 (動作例3, $w_R = -0.5$, $w_I = 0.5$, $E = 1$)

4章 意識の切り替えと心の苦しみ

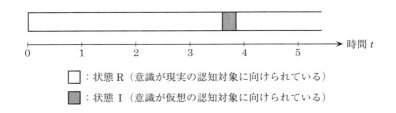

☐：状態R（意識が現実の認知対象に向けられている）
■：状態I（意識が仮想の認知対象に向けられている）

図4.7 「苦しみのトライアングル」の状態変化(動作例3, $w_R = 0.5$, $w_I = -0.5$, $E = 1$)

ところで，心に苦しみが存在するときの心理状態を日本語では「いらいら」，「くよくよ」，「めそめそ」といった言葉で表すことがある。これらは，異なった2音の繰り返しとして表現されている。たとえば，「いらいら」の場合，「い」→「ら」→「い」→「ら」のように「い」と「ら」の間で行き来した表現になっている。これは，上述した意識の向かう先が行き来することときわめてよく似ている。これらの言葉がもつ音感が心の苦しみの心理状態と関係していると見るのはこじつけ過ぎであろうか。

4.2 意識の切り替えと心の苦しみの変化

前節で述べたように，われわれが心に苦しみを抱いているとき，われわれの心は揺らぐ。意識は，心の苦しみに関わる認知対象だけに固定して向けられることはなく，逆に心の苦しみを解消するような仮想の認知対象に頻繁に向けられる。このような意識の切り替えともいうべき心の現象は，本書で提案する「苦しみのトライアングル」にノイズという概念を取り入れることで説明することができた。本節では，このような意識の切り替え，すなわち心の揺らぎが心の苦しみにどのような影響を及ぼすかについて考えてみる。

意識の切り替えがなされるときの「苦しみのトライアングル」がとる2つの状態(状態Rおよび状態I)はすでに図4.3で示している。ここでは，意識の切り替えが生じたとき，重みw_Rおよびw_Iがどのように変化するかを考えてみる。

まず図4.3(a)の状態Rでは，ユニットRおよびSの出力は等しく$y_R = y_S = 1$である。したがって1.5節で述べたHebbの法則からわかるように，両者の間

の重み w_R は時間とともに増加して次第に1に近づく。これに対してユニットIおよびSの出力は互いに異なり $y_I = -1$ および $y_S = 1$ であるので，両者の間の重み w_I は時間とともに減少して -1 に近づく。以上のような重みの変化はすでに図3.5で示している。

一方，図4.3(b)の状態Iでは，ユニットRおよびSの出力は互いに異なり $y_R = -1$ および $y_S = 1$ である。したがって，両者の間の重み w_R は時間とともに減少して -1 に近づく。これに対して，ユニットIおよびSの出力は等しく $y_I = y_S = 1$ である。そのため，両者の間の重み w_I は時間とともに増加して1に近づく。以上のような重みの変化はすでに図3.4で示している。

ここで，1つの例として，初期(時間 t_0)においては意識が現実の認知対象に向けられているものの，そのあと意識の切り替えがなされる場合について考えてみる。意識の切り替えはまず時間 t_1 になされる。そこでは，意識は現実の認知対象に向けられている状態(状態R)から仮想の認知対象に向けられている状態(状態I)へ移る。そして，その後，時間 t_2 において意識は再び切り替えられ，もとと同じく現実の認知対象に向けられている状態(状態R)に戻るものとする。図4.8は，このような意識の切り替えがある場合とない場合について，意識の状態が変化する様子を示している。

このときの初期における重み w_R および w_I は，図3.5の場合と同じくそれぞれ -0.5 および 0.5 であるとする。w_R および w_I がHebbの法則に従って時間とともに変化する様子を図4.9に示す。意識の切り替えがある場合には，初期の

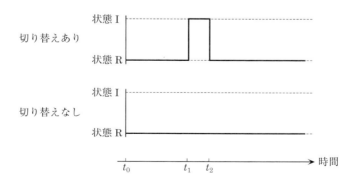

図4.8 意識の状態が時間とともに変化する様子(太い実線は意識の状態を表す)

4章　意識の切り替えと心の苦しみ

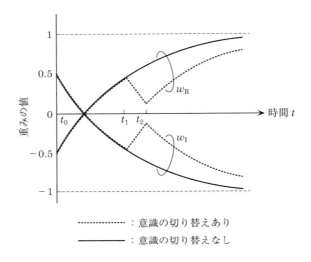

図4.9　意識の切り替えの有無と重みの変化

時間t_0から時間t_1の間は意識が状態Rであるから，**図3.5**の場合と同じく，w_Rは時間とともに増加しw_Iは減少する。次いで時間t_1から時間t_2の間は意識が状態Iであるので，状況はそれまでとは異なり，w_Rは時間とともに減少しw_Iは増加する。最後に時間t_2を過ぎると意識は再び状態Rに戻るので，最初の時間帯と同様にw_Rは時間とともに増加しw_Iは減少する。

図4.9で示されるw_Rおよびw_Iの値を式(3-1)および式(3-2)に代入してそれぞれの時間における不整合度を求めると**図4.10**のようになる。ここで，状態Rのときの不整合度は式(3-2)で表されるU_{TR}であり，状態Iのときの不整合度は式(3-1)で表されるU_{TI}である。**図4.10**で注目すべきは，時間t_2を過ぎた最後の時間帯における不整合度U_{TR}の大きさである。意識の向けられる先は，2度の切り替えを経て初期と同じ現実の認知対象に戻っているにもかかわらず，不整合度U_{TR}は，意識の切り替えがない場合に比べて大きい値になっている。この増加を**図4.10**では太い上向きの矢印で示している。3.7節で述べたように，心の苦しみには不整合度U_{TR}が関わっている。そのことを考えると，この結果は，意識の切り替えによって心の苦しみが増すことを表している。

次に，意識の切り替えが多数回なされたときのニューラルネットワークの振

4.2 意識の切り替えと心の苦しみの変化

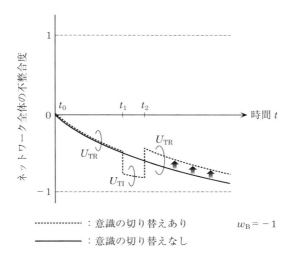

図4.10 意識の切り替えの有無と不整合度の変化

る舞いについて考えてみる。**図4.11**には意識の切り替えの例として3つのパターンを取り上げている。パターンAは，意識の切り替えがなく，現実の認知対象だけに意識が向けられている状態（状態R）が継続する場合を表している。それに対してパターンBおよびCは，意識の切り替えが周期Tで繰り返される場合である。パターンBおよびCでは，意識の切り替えが生じる頻度は同じであるが，意識が仮想の認知対象に向けられる状態（状態I）の時間幅に違いがある。パターンBでは意識が仮想の認知対象に向けられる時間幅が短く$0.2T$としており，パターンCではそれが長く$0.5T$としている。

意識の切り替えが**図4.11**に示したパターンに従うとき，重みw_Rおよびw_Iの変化は**図4.12**のようになる。ここでの初期の重みは$w_R = -0.7$，$w_I = 0.5$と仮定している。意識の切り替えがないとき（パターンA）には，w_Rは単調に増加し，w_Iは単調に減少する。これは，すでに**図3.5**で示した重みの変化と同じである。一方，意識の切り替えがあるとき（パターンBおよびC）には，**図4.9**に関して述べたように，w_Rおよびw_Iは時間の経過とともに増加と減少を繰り返しながら，パターンごとに異なった変化を示す。その結果，**図4.12**のように重みはジグザグに変化する。

4章 意識の切り替えと心の苦しみ

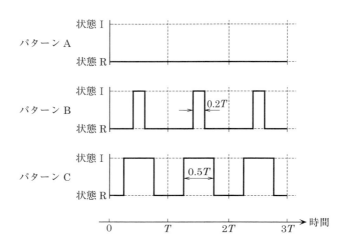

図4.11　意識の切り替えの3パターン(その1)

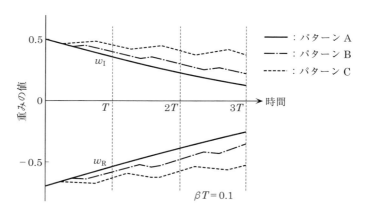

図4.12　意識の切り替えパターンA, BおよびCと重みの変化

　図4.12で示されているw_Rおよびw_Iの値を式(3-1)および式(3-2)に代入することによって不整合度を求めることができる。図4.13にはその結果を示す。ここでも前述した図4.10の場合と同じように，状態Rの時間帯(ただし初期を除く)における不整合度U_{TR}の値は，切り替えがない場合に比べて切り替えがあ

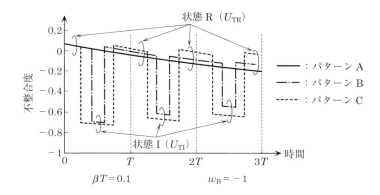

図4.13 意識の切り替えパターンA，BおよびCと不整合度の変化[16]

る場合の方が大きくなっている．しかも，意識が仮想の認知対象に向けられる時間が長いほど，最後の不整合度 U_{TR} の値はより大きくなっている．不整合度 U_{TR} は本来，時間の経過とともに減少する性質をもっている．しかし，仮想の認知対象に意識が向けられる時間が長くなればなるほど，その減少傾向が弱まる．減少傾向が弱まることは，不整合度 U_{TR} が一定の値にまで減少するのに要する時間が長くなることを意味している．

図4.14には，他の意識の切り替えの例として，すでに**図4.11**で示したパターンAのほかに，新たに2つのパターン（DおよびE）を取り上げている．パターンDおよびEのいずれにおいても，意識が仮想の認知対象に向けられる状態（状態Ⅰ）の継続時間は $0.1T$ としている．ただし，時間 T の間に生じる意識の切り替え回数が異なっており，パターンDでは1回，パターンEでは2回となっている．

図4.14のパターンをもとにして求めた不整合度を**図4.15**に示す．ここでも前述した**図4.13**の場合と同じように，最後の時間帯における不整合度 U_{TR} の値は，意識が仮想の認知対象に向けられる時間が長いほど（つまり，この場合には，意識の切り替え頻度が高いほど）より大きくなっている．

本節におけるこれまでの考察から次のことがわかる．すなわち，認知的不協和の関係にある現実の認知対象と仮想の認知対象が併存している場合，意識が

4章　意識の切り替えと心の苦しみ

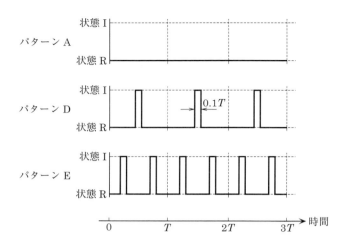

図4.14　意識の切り替えの3パターン(その2)

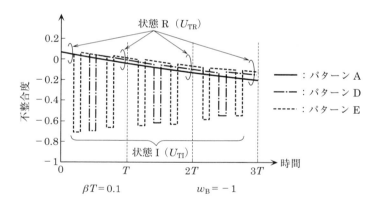

図4.15　意識の切り替えパターンA, DおよびEと不整合度の変化

仮想の認知対象に向かうようなことがあると，それによって心の苦しみが増大するということである．これは，《心の揺らぎは心の苦しみを増加させる》ということを意味している．

本節で示したこのような心の現象が実際に起きるのかどうかを確認するため,

心の苦しみに関連した先人の言葉を，以下にいくつか取り上げてみることにする．

こころから心に物を思はせて身を苦しむる我身成りけり

これは西行のつくった和歌である[48]．よく知られているように西行は平安末・鎌倉初期の僧侶であり歌人でもある．初めは北面の武士として貴族を護衛する仕事に就いていたがそれに満足できず，悩み，ついにはその仕事を捨てて出家をした人である．

この和歌にある「こころ」と「心」は，文字を変えていることから，異なった2つの心の状態を表していると見なせる．「から」は，心が1つの状態から他の状態へ移る様子を表している．「物を思はせて」は，仮想の認知対象に意識を向けることであろう．そして「身を苦しむる」は，心の苦しみを抱えて悩むことを指している．以上のように解釈すると，この西行の和歌はまさに上述した心の現象を表していると言える．

かつて幸せであったことは十分に悲しいことである

この言葉に類する格言がヨーロッパで古くから知られている[49]．「かつて幸せであったこと」は，過去を振り返ったときの想いの内容であることから仮想の認知対象であり，その中にある「幸せ」は高い価値をもっている．つまり，現実の認知対象の価値が相対的に低く，仮想の認知対象の価値が相対的に高い状況を指していると言える．そして，過去に思いを巡らせ仮想の認知対象に意識を向けることが，「十分に悲しいこと」，つまり心の苦しみを生み出していると解釈できる．

人々がある種の想像力を駆使して不幸を一段と膨らませている

これは，フランスの哲学者Alainが『幸福論』の中で述べている言葉である[50]．「想像力を駆使して」は，仮想の認知対象に意識を長く向けることを指していると解釈できる．「不幸を一段と膨らませ」るとは，心の苦しみを増すことであると考えられる．

以上のように，本章では，意識が切り替わることによって心の苦しみが増大することを，「苦しみのトライアングル」に基づいて示した。そして，そのことが，先人たちが言葉として残している経験と合致することを示した。これにより，意識の切り替えがない場合だけでなく，ある場合にも，本書で提示している「苦しみのトライアングル」がモデルとして有効であることが明らかになった。

5章

「苦しみのトライアングル」と初期仏教

5章 「苦しみのトライアングル」と初期仏教

　本書で示している「苦しみのトライアングル」は，3章および4章で述べたように，心理学実験で得られた結果や先人が遺した言葉を説明できるニューラルネットワークモデルである。ただ，モデルとしての妥当性をより確かなものにするには，心の苦しみに関する他の知見との比較が必要である。

　仏教は，いまから約2500年前，釈迦によって説かれた教えを起源とする。釈迦の教えに心を寄せた数多くの人々が，その教えに自己の考察や体験を盛り込み，膨大な量の経典や論書として現代に残している。これらの文献は，心の苦しみから解放され安らぎを獲得するための考え方や手法を集積したものである。言わば，心の苦しみに関する知見の宝庫である。

　本章では，そのような仏教の経典や論書の中から，初期仏教（原始仏教とよばれることもある）における基本的で重要と思われる教えを取り上げ，そこで説かれている内容を，4章までで述べた「苦しみのトライアングル」の立場から解釈してみることにする。初期仏教は，のちの仏教に見られるような絶対的な存在や神秘性を前提とすることなく，人の心のみに着目し，そこに存在する法則性を解明して，心の苦しみから離脱することを目標としている[51]。その意味において，人の心を苦しみの観点から緻密に分析した結果が初期仏教の教えに蓄積されていると言える。

　仏教をニューラルネットワークの立場から解釈することに成功すれば，仏教に対する理解を助け，理解を深めることになる。経典や論書の言葉や修行体験だけでとらえられてきた仏教を，ニューラルネットワークという新しい科学的な視座からもとらえることができるようになり，科学に親しみをもつ現代人にとって仏教がこれまでより身近なものになる可能性がある。

　仏教は，釈迦のあと，体系化・理論化が進められた。日本をはじめとする東アジアの諸国に伝搬した大乗仏教においてはそれが特に目覚ましかった。本章では，関連する大乗仏教の文献にも適宜触れながら話を進める。

5.1 貪欲と嫌悪と迷妄

初期仏教経典『スッタニパータ』に出てくる言葉に，

貪欲と嫌悪と迷妄とを捨てて，煩悩の汚れを滅しつくし，清らかな行いを修めている人々がいる。

がある[52]。『スッタニパータ』は，パーリ語で残されている詩集であり，数多くある詩句を通して仏教の教理が示されている。内容の多くは紀元前3世紀以前にまとめられたものであり，仏教経典の中では最も古いものの1つと位置づけられている[53]。したがって，釈迦自身が語った言葉あるいはそれに近い言葉が収録されていると考えられる。

「煩悩の汚れを滅しつくし，清らかな行いを修め」る，つまり心に苦しみのない安らぎに満ちた行動ができるようになるためには，「貪欲と嫌悪と迷妄とを捨て」なければならないことがここでは示されている。貪欲とは，現実には手にしていない対象に対して欲望を強く抱き，それを手に入れることに執着する心の状態である。嫌悪とは，現実の中で出会う対象を強く拒絶しようとする心の状態である。迷妄とは，意識が，固定された対象に向かうのではなく，複数の対象間を次々と不規則に移り変わっていくことである。

それでは，この言葉の中で述べられている貪欲，嫌悪，迷妄は，4章で示した「苦しみのトライアングル」をもとに考えるとどのように解釈できるであろうか。図5.1を用いながらそれぞれについて述べてみることにする。

まず貪欲について考えてみよう。前述したように，貪欲は，現実には所有してない仮想の認知対象を強く欲する心の状態であり，その認知対象に対してきわめて高い価値を与えている状況である。仮想の認知対象は「苦しみのトライアングル」ではユニットIによって表されるので，きわめて高い価値を与えることはユニットIとSの間にあるリンクの重みw_1をきわめて大きくすることに相当する（図5.1(a)）。仮想の認知対象を強く欲する心は，裏返せば，仮想とは逆の関係にある現実の認知対象（欲しても獲得できていない状況）に不満をもち，それを避けようとする心でもある。このような心は現実の認知対象に対しては相対的に低い価値を与えることになる。現実の認知対象は「苦しみのトライア

ングル」ではユニットRによって表されているので，相対的に低い価値を与えることはユニットRおよびSの間にあるリンクの重みw_Rを小さくすることに相当する。

これらの重み（w_Iおよびw_R）とネットワークの不整合度U_{TR}の関係はすでに図3.16で示してある。図3.16において，貪欲によってw_Iを大きくする（図中にある特定の点を上方へ移動する）と，等高線から読み取れるように不整合度U_{TR}は増加する。また現実の認知対象への不満によってw_Rを小さくする（図中にある特定の点を左方へ移動する）ならば，この場合も不整合度U_{TR}は増加することになる。以上より，貪欲によって心の苦しみが増大することを，「苦しみのト

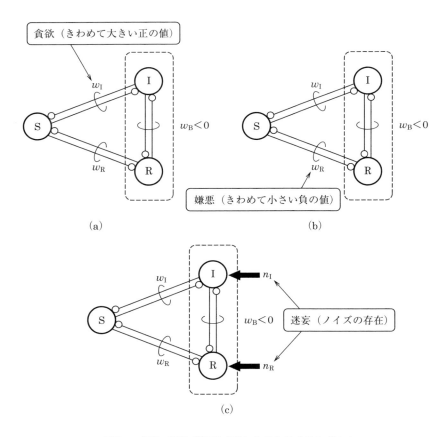

図5.1 貪欲，嫌悪，迷妄と「苦しみのトライアングル」

ライアングル」をもとに説明することができる．

次に嫌悪について考えてみよう．前述したように，嫌悪は，現実の認知対象を強く拒否し避けようとする心の状態であり，その認知対象に対してはきわめて低い価値を与えることになる．現実の認知対象は「苦しみのトライアングル」ではユニットRによって表されているので，きわめて低い価値を与えることはユニットRとSの間の重みw_Rをきわめて小さくすることに相当する（図5.1(b)）．一方，現実の認知対象を強く拒否し避けようとする心は，裏返せば，現実とは逆の関係にある仮想の認知対象を期待する心でもある．したがってこのような仮想の認知対象に対しては相対的に高い価値を与えることになる．仮想の認知対象は「苦しみのトライアングル」ではユニットIによって表されているので，相対的に高い価値を与えることはユニットIとSの間の重みw_Iを大きくすることに相当する．重みのこのような変化は，上述した貪欲の場合と同様，図3.16の関係からわかるように，不整合度U_{TR}を増加させ，それによって心の苦しみが増大することになる．

最後に迷妄について考えてみよう．迷妄とは，上述したように，意識が固定された対象に向かうのではなく，複数の対象間を次々と移り変わっていくことである．ここでの意識が向かう対象とは，貪欲の場合でも嫌悪の場合でも2つの認知対象，つまり現実の認知対象と仮想の認知対象である．これらは，「苦しみのトライアングル」では，ユニットIおよびRに対応している．したがって迷妄とは，これらのユニットからなる双安定部の動作が固定化されず，〈ユニットI：興奮状態，ユニットR：抑制状態〉という状態と〈ユニットI：抑制状態，ユニットR：興奮状態〉という状態を交互に繰り返している状況に相当する．つまりこれは，「苦しみのトライアングル」が図4.3における2つの状態（状態IおよびR）を交互にとっている状況である．この状況は，すでに4章で述べたように，双安定部への周辺からのノイズが影響していると考えられる（図5.1(c)）．このような状況下では「苦しみのトライアングル」の不整合度（U_{TR}）が増加することは，すでに4章で詳しく述べた．以上より，経典の中にある迷妄も心の苦しみの原因であることを「苦しみのトライアングル」をもとにして説明できることがわかる．

本節の冒頭で述べたように，初期の仏教経典『スッタニパータ』では煩悩を生み出す3つの原因として貪欲，嫌悪，迷妄を挙げている．一方で，漢語に訳

された経典の中にある同じ主旨の教えでは，これらとはやや異なった言葉が用いられている。そこでは，貪欲(むさぼり)，瞋恚(いかり)，愚癡(仏教の教えを知らないこと)という3つの言葉が並べられている。これらは，「貪瞋癡」という3つの文字で簡略化して表され，一括して「三毒」とよばれている[54]。この呼称からもわかるように，これらは人の心に害毒を与える心の苦しみの原因として位置づけられている。「瞋恚」は「嫌悪」の気持ちが高じて情動にまで達した心の状態であり，「愚癡」は「迷妄」を引き起こす原因であることを考えると，「三毒」は，『スッタニパータ』にある貪欲，嫌悪，迷妄を言い換えたものと見なすことができる。したがって，上述した「苦しみのトライアングル」を用いた考察はこの「三毒」に対しても当てはまると言えよう。

　貪欲は「苦しみのトライアングル」の重みw_1に依存していることからわかるように，ユニットSとIを結ぶリンクに深く関わっている。また嫌悪は，同様にユニットSとRを結ぶリンクに深く関わっている。そして，迷妄は，ユニットIとRが結合している双安定部の切り替え動作に相当することから，ユニットIとRを結ぶリンクが関わりをもっていると言える。このように考えると，「三毒」を構成する3つの要素と「苦しみのトライアングル」を構成する3組のリンクがそれぞれ対応していることになる。数字の「3」が共通して使われていることは大変興味深い。

5.2　現実の肯定

　前節で示した経典の言葉は「苦しみのトライアングル」の動作を見事に言い当てている。初期の経典では，この言葉以外にも，心の苦しみに関わる数多くの教えがさまざまな角度から示されている。それらの中には，修行者の生活に関わりのある教えもある。

> 『(施しの食物を)得たのは善かった』『得なかったのもまた善かった』と思って，全き人はいずれの場合にも平然として還ってくる。あたかも(果実をもとめて)樹のもとに赴いた人が，(果実を得ても得なくても，平然として)帰ってくるようなものである。

5.2 現実の肯定

　『スッタニパータ』に出てくる上の言葉の前半は，出家した修行者がもつべき心のありようを述べたものである。修行者は托鉢に出て在家者から食物を施してもらう。もし修行者が常人であるならば，施しの有無や多寡に応じて良かったとか悪かったとか思い，多少なりとも喜憂の気持ちをもってしまうはずである。しかし，完成された人はそのようなことはなく，常に平然として托鉢から帰って来ると，ここでは述べられている。

　托鉢の経験をもたない一般人は，托鉢のときの心理については想像をしてみるしかない。そのための参考になる書物の１つに，種田山頭火が著した『行乞記』がある[55]。知人からの援助や自分自身の托鉢によって暮らしを維持し，俳句をつくりながら旅を続けた山頭火は，この著作の中で，

> **私の行乞のあさましさを感じた，感ぜるをえなかった，それは今日，宮ノ浦で米一升五合あまり金十銭ばかり戴いたので，それだけでもう今日泊って食べるには十分である。それだのに私はさらに鵜戸を行乞して米と銭とを戴いた(以下略)**

と述べている。山頭火は，自分の心の中にある欲に気づいて，それに「あさましさ」を感じたのであろう。他者から物を頂く立場にある托鉢者は，謙虚な上にも謙虚でなければならないはずであるが，実際は心の中にさまざまな想いが渦巻くようである。

　さて，上述した経典の言葉の後半で述べられているたとえ話は，2章で述べた『イソップ物語』の「狐と葡萄」を連想させるので，興味深い。「狐と葡萄」では，狐は自分が葡萄を取れないことに苦しんだ挙句，熟していないと見なすことによって葡萄に対する欲望を弱め，抱えている心の苦しみに決着をつけた。それに対して『スッタニパータ』では，より根本的な取り組みを提示している。心の苦しみの発生そのものを根本から止めることを説いている。果実を得ても得なくても，その現実を受け入れ平然としていられるような心を獲得することを奨めている。

　経典の言葉の前半部分を，「苦しみのトライアングル」に対応づけながら読み解いてみよう。「(施しの食物を)得た」という経験と「得なかった」という経験

はいずれも現実のものであるから，これらは「苦しみのトライアングル」では現実の認知対象に対応するユニットRとして表される。そしていずれの経験に対しても「善かった」と思うことは，現実の認知対象に対して高い価値を与えていることになるので，ユニットSとRの間にある重みw_Rを大きくし正の値にすることに相当する。その様子を図5.2に示す。

図5.2においてユニットSの出力y_Sは，3.3節で述べたように常に1であるので，ユニットSからユニットRへの入力x_Rは，式(1-1)と同様の関係を用いて$x_R = w_R y_S = w_R$となる。したがって，重みw_Rを大きくし正の値にすることは，ユニットRへの入力を引き上げることになる。

ユニットRを含む双安定部では，外部から入るノイズの影響を受けて動作状態が変動する。このことについては図4.4～4.7で示した。ユニットRへの入力x_Rが引き上げられることは，図4.1からわかるように，ユニットRへの外部からの入力Eが引き上げられるのと等しい。その結果，図4.6および図4.7で示したように，双安定部の切り替え頻度が低下し，双安定部の動作が安定することになる。このことは，冒頭で引用した経典の言葉にある「平然として」という語によって表されていると考えられる。

双安定部の切り替え頻度が減ることは，図4.13および図4.15からわかるように不整合度U_{TR}の低下につながる。また，重みw_Rを大きくすることは図3.16において特定の点を右方へ移動することに相当するので，不整合度U_{TR}は小さくなる。このようなことから，冒頭に引用した経典の内容は，「苦しみのトライアングル」を用いて解釈することにより，心の苦しみの低減に結びついてい

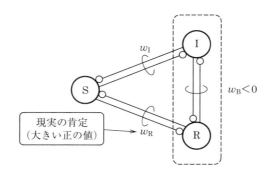

図5.2 現実の肯定と「苦しみのトライアングル」

ることがわかる。

　冒頭の引用文は初期仏教の経典中のものであるが，同様の教えは大乗仏教の中にも見られる。たとえば，掛け軸などでよく使われている「日日是好日」がある。これは，禅仏教の公案集である『碧巌録』第6則の文，

> 雲門垂語して云く，「十五日已前は汝に問わず，十五日已後，一句を道い将ち来れ」。自ら代って云く，「日日是好日」。

に出てくる[56]。この文の意味は次のとおりである。《雲門和尚が弟子に向かって次のように言った。「15日以前のことについては君に尋ねない。15日以後について一句で述べてみよ」。そして雲門和尚は弟子に代って次のように言った。「毎日が好い日である」。》

「毎日が好い日である」と思うことは，現実の認知対象に高い評価を与えていることであり，このことを「苦しみのトライアングル」に置き換えて表現すれば，図5.2で示したようにw_Rの値を大きくすることである。毎日が好い日であると言える心境に到達すれば，心の揺らぎも抑えることができる。

　禅仏教に関して数多くの書物を著し，欧米に禅仏教を積極的に紹介したことで知られる鈴木大拙は，『一禅者の思索』の中で，

> もし諸君が何かで苦しみに悩まねばならぬというなら，その苦しみを苦しめばよいのである。苦しみつつ，その間に他の考えを入れぬことである。

と述べている[57]。この言葉も，上と同様の観点から解釈することができる。「その苦しみを苦しめばよい」は，常人には容易に実行できないことを勧めている言葉である。この言葉の意味は，苦しみを直視せよ，苦しみを受け入れよ，苦しみを肯定せよということであろう。心の苦しみが現実の認知対象に起因したものであることを考えると，ここで言われていることは，「苦しみのトライアングル」に置き換えて表現すれば，図5.2のようにw_Rの値を大きくすることである。そして「他の考えを入れぬ」とは，双安定部の切り替え動作を止めることに相当する。

5.3 不二

初期仏教の経典の中には，すでに述べた『スッタニパータ』のほかに『ウダーナヴァルガ』がある[58]。サンスクリット本のほかに，チベット訳，漢訳があるので，この経典は昔は広く読まれていたようである。この経典を開くと次の言葉を見つけることができる。

> 来ることも無く，行くことも無く，生ずることも無く，没することも無い。住してとどまることも無く，依拠することも無い。——それが心の苦しみの終滅であると説かれる。

〈「来る」のか，それとも逆に「行く」のか〉，〈「生ずる」のか，それとも逆に「没する」のか〉……といった心の動きを仏教では分別あるいは差別とよぶ。

われわれが「A」というものを認知するには，必ずその陰には「Aでない」というものが存在する。われわれの心が両者を分別することによって初めて「A」を認知することができる。「A」しか存在しない状況下では，分別の対象がないので，「A」を認知することは不可能である。雪原の中で白ウサギを，あるいは闇夜にカラスを見つけるのが難しいのと同じである。

われわれの心のはたらきの多くは，この分別あるいは差別に基づいている。日常生活はもちろんのこと，政治，経済，学問などは分別や差別がなければ成り立たない。しかし仏教では，心の苦しみをなくすために，あえてこのような心の基本にまで切り込んでいるわけである。そして，心の表層部（行動に深く関わる部分）はともかくとして，少なくとも心の内奥部（感情に深く関わる部分）だけは，分別あるいは差別を超えたところに基礎を置くことを奨めている。

分別あるいは差別を超えるということは，「苦しみのトライアングル」ではどのように表現できるであろうか。分別あるいは差別は，二者択一をする心のはたらきであることから，「苦しみのトライアングル」を構成する双安定部の動作に結びつけることができる。つまり，分別あるいは差別を超えるということは，双安定部の動作を抑制あるいは停止することに相当する。双安定部の基本動作を決定しているのは，ユニット間にある抑制性の双方向リンクである。この双方向リンクのはたらきを図5.3に示すように弱めたり止めたりすることによっ

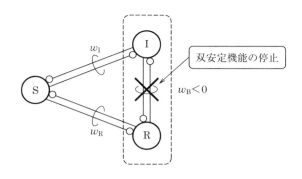

図5.3 分別（差別）と「苦しみのトライアングル」

て，双安定部の動作を抑制あるいは停止することができる。

すでに4章で述べたように，双安定部によって意識の切り替えが起こると，心の苦しみが増大する，あるいは心の苦しみの減少が遅れることがわかっている。したがって，仏教で説かれているように分別あるいは差別を超えた心をもつことによって，これらが心の苦しみに及ぼす影響を抑制できることになる。

人間の暮らしが分別あるいは差別に基づいて成り立っていることを考えると，心の表層部ではこれらの機能を使わざるをえない。心の内奥部ではどうかというと，こちらも表層部とは無関係ではないので，分別あるいは差別の機能から完全に離れることは難しいと思われる。脳の中で数多くのニューロンは直接的あるいは間接的に結合しており，心の表層部を担うニューロン群と内奥部を担うニューロン群の間にも結合はあると言えるので，これは当然である。

大乗仏教の経典や文献の中にも，分別あるいは差別に関する記述を数多く見ることができる。それらの例を以下に示す。

まず，『維摩経』の一節を示す[59]。『維摩経』は，維摩詰という優れた在家者を主人公とし，維摩詰が語る言葉を中心に据えて物語が展開していく経典である。

> 汚れといい，浄めという，これが二である。もし汚れを十分に知るならば，浄めに対する妄信もなくなる。あらゆる妄信が破られることへ導く道，こ

れが不二にはいることです。

　ここでは，「汚れ」，「浄め」という意味的に相反する概念を併記して，心のあり方が論じられている。人間はほぼ直感的に「汚れ」，「浄め」の判断を下して，それに従って自分の行動を決めてしまう。そうではなく，認知の対象に十分な思考を振り向け，背景や他とのつながりに注目すると，「汚れ」と思っていたものがさほど汚くはなく，「浄め」と思っていたものがさほどきれいではないことに気づくようになる。そのようにすることにより相反する概念へのとらわれから自由になれることが述べられている。

　個人的な話になるが，この一節を読むときにいつも思い出すのは，著者自身の学生時代における経験である。1960年代の学園紛争の頃，自分を見つめてみたいという気持ちに駆られ，京都のある禅寺で夏期研修を受けた。研修では，坐禅のほかに掃除や畑仕事などの作業が日課になっていた。ある日，著者には，東司(便所)の糞尿を桶に汲み出し，天秤棒を使って境内の隅にある肥溜めまで運搬する仕事が割り当てられた。このような作業は著者には初めての体験であり，随分苦労をした。最も大変だったのは最後の後片付けであった。道具に付着した糞尿をどうにか洗い落とすことができたが，道具を片付けようとしたとき，指導係の雲水(修行僧)さんに呼び止められた。その雲水さんは著者が洗った柄杓を手にもって，「まだ洗えていませんね」と言いながら，柄の付け根に残っていた人糞を人差し指で擦り取り，その指を著者の眼前に立てた。この雲水さんの指はその後も著者の記憶に強く焼き付いている。「汚れ」，「浄め」という自分が勝手に作り上げている概念を見直す貴重な機会であった。

　『維摩経』では，対象を「A」と「非A」のいずれかに分ける二律背反的な心のはたらきから脱することを「不二」という語で表している。したがって，「不二」は，図5.3で示した双安定部の動作を抑えた状態を表していることになる。

　次に，禅の公案集の1つである『無門関』に収録されている言葉を示す[60]。48則ある公案の中の第1則である。

　　趙州和尚，因みに僧問ふ，「狗子に還って仏性有りや也た無しや」。州

云(いわ)く，「無」。

これの意味は，《趙州和尚に対してある僧が次のような質問をした。「犬に仏性（仏としての性質）はあるのでしょうか，あるいはないのでしょうか」。趙州和尚は次のように言った。「ない」》である。

生きとし生けるものの命を等しく尊重する仏教本来の立場からは，犬にも仏性はあると言える。しかし，仏という概念が真理と結びついた究極の存在であると考えると，読み書きすらできない他の生物には仏性がないようにも思われる。「ある」，「ない」という相反する2つの想念の間で，僧の心は揺らぐわけである。それを知って趙州和尚は，「ある」と「ない」とを超越した意味での「ない」を答えとして返している[61]。心の揺らぎを止めるために，やむを得ず「ない」を返したわけである。つまり，この答えの「ない」によって「苦しみのトライアングル」における双安定部の動作を止めたことになる。趙州和尚は哲学者でも言語学者でも生物学者でもなく宗教者であることが，この「ない」という返答の中に読み取れる。

前節で取り上げた鈴木大拙は，分別について次のように述べている[57]。

> ただ「分別」だけなら何も言い分はない，世界のある以上は「分別」はなくならぬ。ところが，この感情というものがはいって来ぬと，実際の人間生活が成立せぬ。人間生活の在る限りは，欲がある，煩悩がある，或はそれで「分別」があるのかも知れぬ。「分別」があって「煩悩」が出るのでなく，「煩悩」がもとで，「分別」はそれから涌いて出るのかも知れぬ。或はこれも物の両面性で，一面から見ると「分別」で，他面から窺(うか)ふと「煩悩」なのであろうか。いずれにしても，われらは皆「煩悩」の炎に包まれている。

ここでの「分別」を「苦しみのトライアングル」における双安定部の動作に対応づけ，「煩悩」（これは，5.1節で述べた「貪欲」および「嫌悪」の総称である）を重み w_I（正の値）および w_R（負の値）（図5.1参照）に対応づけて読んでみると，ここで述べられていることに対する理解が進むと思われる。

4章で述べた「苦しみのトライアングル」の動作からわかるように，ノイズが

存在する状況の下では,双安定部の動作は重みw_Iおよびw_Rの値に依存して変わる(**図4.4**および**図4.5**参照)。また逆に,双安定部の動作によって重みw_Iおよびw_Rの値は変化していく(**図4.9**および**図4.12**参照)。つまり,双安定部と重みは相互に依存しあった関係にある。このことは,鈴木の「これも物の両面性で,一面から見ると『分別』で,他面から窺うと『煩悩』なのであろうか」という言葉の中に読み取ることができよう。

5.4 識別作用

『スッタニパータ』に次の言葉がある[52]。

およそ苦しみが生ずるのは,すべて識別作用(識)に縁って起るのである

仏教では,肉体と精神を構成する要素を5つ挙げ,それらを五蘊(色,受,想,行,識)とよんでいる。色は肉体,受は感受,想は表象,行は意志,識は識別を意味している言葉である。その中の1つである識は,外界の対象を受け入れたあと,それをすでに存在する概念のいずれかに割り振る作用のことである。そして,そのようにして割り振られた概念をベースにして心が動いていくことになる。

冒頭の言葉は,このような識別作用が心の苦しみを生み出す原因の1つであると述べている。心の中に概念を形成するはたらきが心の苦しみを引き起こす原因であると見なしている。ここでいう概念は認知の対象でもあるので,「苦しみのトライアングル」の中ではユニットRおよびIに対応する。つまり冒頭の言葉は,心の苦しみが生じるのはユニットRおよびIのはたらきのせいであると述べていることになる。心の苦しみを減らすにはこれら2つの認知対象ユニットのはたらきを抑えなければならない。このことを図示すると,**図5.4**のようになる。

われわれは物事を識別しながら生活している。言語を用いたコミュニケーションしかり,自身の行動に関わる決断しかり,自分が置かれている状況の把握しかりである。したがって,われわれは識別作用に浸りきっており,識別作用なしには生きていけない。

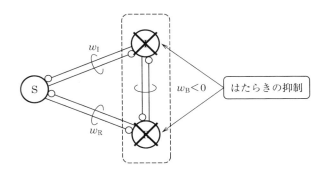

図5.4 識別作用と「苦しみのトライアングル」

　冒頭の言葉は，識別作用そのものを否定しているわけではない。識別作用を日常生活で使うことはやむをえないが，心の苦しみの発生に結びつかないように使うことの重要性を説いている。識別作用は，心の表層的な活動にはそのまま使ってもよいが，内奥的な活動には使うべきでないことを述べていると考えられる。

　識別作用によってわれわれは認知対象を固定化，集中化してとらえることになる。仏教では，このような識別作用を心の内奥的な活動に取り込まないようにするため，概念の固定化や集中化を避け，流動化，分散化を図る方法が教えとして示されている。

　初期仏教の経典である『ダンマパダ』を開くと次の言葉が見つかる[58]。この経典はパーリ語で書かれ，南アジアの諸国に伝わり，漢訳では『法句経（ほっくぎょう）』とよばれているものでる。

> 「一切の形成されたものは無常である」（諸行無常）と明らかな智慧をもって観（み）るときに，ひとは苦しみから遠ざかり離れる。これこそ人が清らかになる道である。

　この言葉は，いかなる認知対象も固定あるいは不変であることはなく，時間とともに必ず変化していくことを述べている。たとえば，ある蜜柑の苗木があ

るとする。これは常にその状態を維持しているのではない。かつては小さな種であったが，それが苗木にまで育ち，やがては人の背丈を超える高さの木にまで成長する。そして花や実をつけ，最後には枯れて朽ちていく(**図5.5**)。

つまり，ある時点で認知対象Aであったものが，時間の経過に従って，**図5.6**のようにA′，A″，A‴と少しずつ連続的に変化していく。それらの中のA′を是認しようとすると，A，A″，A‴も同時に是認しなければならなくなる。A′は，単に固定したA′としてではなく，変化の中でとらえなければならなくなる。それによってAやA″との境界が曖昧となり，相互の識別が難しくなる。そして，A′だけを単独で認知対象とすることができなくなる。

これによって，認知対象に向けられる意識が分散し，そのことで特定の認知対象(たとえばA′)がもつ独立性が相対的に低下することになる。その結果ユニットRやIの役割が抑えられ，「苦しみのトライアングル」が図5.4で示した状況に近づくことになる。それにより心の苦しみが減少する。

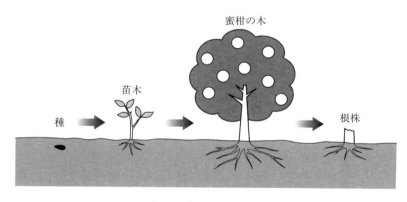

図5.5　蜜柑の木の成長

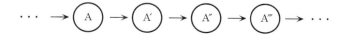

図5.6　認知対象の時間的な分散

以上は，時間の経過の中で認知対象をとらえ直し，それによって意識を分散させて心の苦しみを低減する方法であった。これは，意識の「時間的な分散」と言えるであろう。これに対して「空間的な分散」といえる方法も仏教では提示されている。これも前述の『ダンマパダ』の中にある[58]。

「一切の事物は我(われ)ならざるものである」（諸法非我）と明らかな智慧をもって観(み)るときに，ひとは苦しみから遠ざかり離れる。これこそ人が清らかになる道である。

ここで示されている「一切の事物は我ならざるものである」という言葉は，いかなる認知対象もそれ自体で独立し完結したものはなく，他との関わり合いの中で存在していることを意味している。たとえば，前述と同様，蜜柑の木を考えると，その木はそれ自体で存在することはあり得ず，光や水，土壌，空気などがあって初めて存在している（図5.7）。つまり1つの認知対象Aは，図5.8で示すように，他の認知対象B, C, D, E, Fの存在を前提として，あるいはそれらの支援を受けて，存在できているという考え方である。

この考え方によっても認知対象が分散化される。意識は認知対象Aに対してのみでなく，認知対象B, C, D, E, Fに対しても同時に向けられるようになる。その結果，それらの境界が曖昧となり，それぞれの識別が難しくなる。そして，Aを単独で識別することがなくなる。これによって，認知対象に対応したユニッ

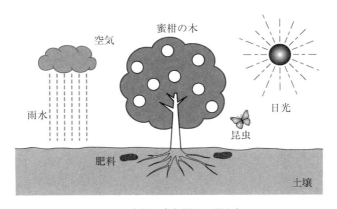

図5.7　蜜柑の木と周辺の関わり

5章 「苦しみのトライアングル」と初期仏教

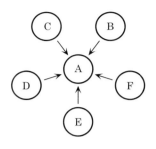

図5.8　認知対象の空間的な分散

トRやIの役割が抑えられ，「苦しみのトライアングル」が**図5.4**で示した状況に近づくことになる。それにより心の苦しみが減少する。

　仏教の用語の1つに「因縁」がある[54]。われわれは，日常，この語を運命あるいは宿命といった意味で使っている。しかし，もともと仏教ではこの言葉は哲学的な意味で使われており，「因」と「縁」を合成してできあがった言葉である。「因」は直接的な原因のことであり，事象の発生や変化を主として時間的な関係性のもとでとらえた概念である。「縁」は間接的な原因のことであり，主として空間的な関係性のもとでの概念である。したがって「因縁」という語は，上述した「諸行無常」および「諸法非我」の考え方を，異なった観点からとらえて1つに統合してできあがったものであるともいえる（上述の引用文では「諸法非我」となっているが、一般的には「諸法無我」と記されることが多いようである）。

　仏教には「空(くう)」という用語もある[54]。これも，「苦しみのトライアングル」の立場からすると，認知対象の分散を意図した意味をもつと考えてよいであろう。「諸行無常」や「諸法非我」，「因縁」が現象を描写した具体的な語であるのに対して，「空」はそのような現象の奥に存在する真理を指す語，あるいは現象を抽象化した語と理解してよいのではないだろうか。

110

5.5 優越感と劣等感

　仏教では，心の安らぎを得るためには，心の微細な動きさえも見逃されることはない。心の安らぎに反する心の動きに対しては，警告を発したり指針を示したりする。経典『スッタニパータ』の中では優越感(慢心)や劣等感(妬み)も取り上げられている[52]。

> これ(慢心)によって『自分は勝れている』と思ってはならない。『自分は劣っている』とか，また『自分は等しい』とか思ってはならない。いろいろの質問を受けても，自己を妄想せずにおれ。

　このようなことが経典で述べられているということは，優越感や劣等感は心の安らぎを得るうえで障害になることを意味している。劣等感が心の安らぎに反するであろうことは容易に理解できるが，優越感がなぜ安らぎを得るうえでの障害になるのであろうか。ここでは，ニューラルネットワークを用いて上述した経典の言葉がもつ意味について考えてみることにする。

　これまでの「苦しみのトライアングル」では，それに関わりのある認知対象として自分自身や他者を取り上げていなかった。それに対してここでは，認知対象の片方が自己の行動や自分の置かれている状況であり，他方が他者の行動や他者の置かれている状況である。両者を比較することによって優越感や劣等感が生じる。優越感も劣等感も，身近な現実の自己を基準にして他者を想起するときに生じる感情である。したがってユニットRに対応する認知対象は自己の行動や自己の置かれた状況であり，ユニットIに対応する認知対象は他者の行動や他者の置かれた状況である。優越感と劣等感を「苦しみのトライアングル」を用いて表現すると図5.9のようになる。

　図5.9に従って，まず劣等感をもつ場合について考えてみよう。自己の行動や置かれた状況が他者のそれらに比べて低い価値をもっていると見なすのが劣等感である。主体に対応するユニットをこれまでと同じくSと表し，ユニットSとIの間にあるリンクの重みをw_I，ユニットSとRの間にあるリンクの重みをw_Rとすると，これらの間には$w_I > w_R$という関係が成り立つ。わかりやす

5章 「苦しみのトライアングル」と初期仏教

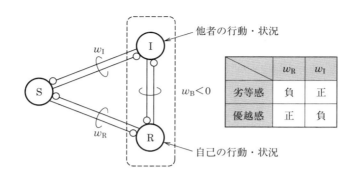

図5.9 優越感・劣等感と「苦しみのトライアングル」

くするため図5.9にあるようにw_Rを負，w_Iを正と考える。

　ここで注意すべきは，ユニットIに対応する認知対象である。先に，それは他者の行動や状況であると述べた。図5.9でもそのことを示している。しかし劣等感の場合，他者の行動や状況はあくまでも仮のものであり，その背後には真の認知対象が隠れている。そこでの真の認知対象は，他者の行動や状況によって誘発された自己の願望である。他者のようになりたいという願望である。

　3.7節で述べたように，意識が現実に向けられている場合を考えると，ユニットRの出力は$y_R = 1$，ユニットIの出力は$y_I = -1$という状態を続けることになる。またユニットSの出力はこれまでどおり$y_S = 1$である。ユニットSおよびIならびにそれらを結合する双方向リンク(重みw_I)だけに注目して，そこでの不整合度を式(1-7)に基づいて求めるとw_Iとなる。これは正の値である。同様に，ユニットSとRの出力およびそれらのユニット間にある双方向リンクの重みw_Rの関係から，そこだけに限定した不整合度は$-w_R$となり，これも正の値となる。このことから，意識を現実に向けることは，心の安らぎを損ない苦しみを誘うことになる。以上のようにして，劣等感が心の苦しみの原因になることを，「苦しみのトライアングル」をもとにして説明することができる。

　次に，優越感をもつ場合について考えてみよう。自己の行動や置かれた状況が他者のそれらに比べて高い価値をもっていると見なすのが優越感である。この場合には，劣等感の場合とは逆に$w_R > w_I$という関係が成り立つ。ここでは，

112

わかりやすくするため図5.9にあるようにw_Rを正，w_Iを負と考える。

　意識が現実に向けられると，ユニットSとIの間の不整合度は，上述した劣等感の場合と同じようにw_Iとなる。ただしw_Iの符号は劣等感の場合とは逆に負であるので，不整合度としては小さな値となる。同様に，ユニットSとRの間の不整合度は$-w_R$となり，これも不整合度としては小さな値となる。これらのことから，意識を現実に向けることは，心の苦しみではなく，むしろ心の安らぎを誘うことになる。そうであるならば，なぜ経典では優越感を否定しているのであろうか。

　注意すべきは，ユニットSとIの間にある重み(w_I)の振る舞いである。優越感に浸り，上述したような意識の状態(ユニットRの出力は$y_R = 1$，ユニットIの出力は$y_I = -1$)を継続すると，w_IはHebbの法則に従って時間とともに減少することになる。他者の行動や置かれた状態に対する評価はもともと高いものではないが，w_Iの減少はそれが一層低下していくことを意味している。このことは，他者そのものに対する評価も，意識されないうちに下がっていくことを意味する。

　このようにw_Iが小さくなった状態では，$y_I = -1$，つまり他者が存在しないときに，ユニットSとIの間の不整合度は小さくなる。ところが現実には他者は存在するので，人の意識がこのような他者やその行動，置かれた状態に向かうときユニットIの出力は$y_I = 1$となる。この値ならびにユニットSの出力($y_S = 1$)および重みw_Iを式(1-7)に当てはめると，ユニットS，I間での不整合度は$-w_I$となる。w_Iは負の値であるので，この不整合度は正の符号をもつ大きな値である。上述したようにw_Iが減少していくことはこの不整合度がさらに増加することを意味する。これによって心の苦しみが増すことになる。

　このような例として，人が他者のことを「生意気」だと見なすときの心理を挙げることができる。この心理の根底には他者に対する優越感が存在する。優越感に反する態度が他者に見られたとき，人に心の苦しみが生じ，そのことが「生意気」という，相手を非難する見方へ結びつくと考えられる。

　以上のようなことから，優越感を持続させることは究極的には心の安らぎには結びつかないと言える。

5.6 布施

　大乗仏教では，人が取り組むべき6つの実践項目が示されており，それらは総称して「六波羅蜜」とよばれている。「布施」，「持戒」，「忍辱」，「精進」，「禅定」，「智慧」の6つである。本章では，これらのうち「智慧」以外の項目について，初期仏教の経典の中から関連する教えを抽出し，「苦しみのトライアングル」の立場からそれらについて順次考察を加えることにする。「智慧」については，6章で取り上げる。

　大乗仏教の「大乗」とは大きな乗り物という意味であり，修行者だけではなく一般大衆も含めた多くの人々を安らぎに導こうとする仏教の流れを意味している。したがって，社会性がその中に存在し，人と人のつながりが大切にされる。六波羅蜜の中の「布施」がそのことを端的に表している。

　布施とは他者に何かを捧げることである。布施には「財施」，「法施」，「無畏施」があるとされている。財施は，生活が困窮し苦しんでいる人にお金や品物を与えることによって，その人を心の苦しみから解放してあげることである。法施は，人生に悩んでいる人に仏教の教えを伝えて，生き方・考え方を見直し幸せになってもらうことである。無畏施は，相談に乗ってあげたり手助けをしたりして，人が抱えている心の苦しみを軽減してあげることである。

　布施については初期仏教の経典『ウダーナヴァルガ』では次のように説かれている[58]。

> **執着する心がなくて施し与える人は，幾百の障害に打ち勝って，敵である物惜しみを圧倒して，勇士よりもさらに勇士であると，われは語る。**

　ここでは，社会性や人と人のつながりを大切にするという観点からの施しよりも，執着心を断ち切るための修行としての施しが説かれている。

　布施には，提供する側と受ける側にそれぞれ人が存在する。それぞれの人が異なったニューラルネットワークをもっており，それらのニューラルネットワークは異なった動作をする（図5.10）。

5.6 布施

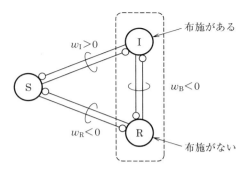

(a) 布施を受ける側（受ける前）

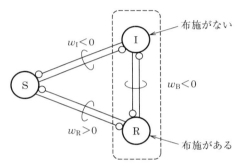

(b) 布施を受ける側（受けたあと）

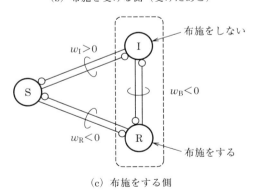

(c) 布施をする側

図5.10 布施と「苦しみのトライアングル」

まず，布施を受ける側について図5.10(a)および同図(b)に示すニューラルネットワークを用いて考える。図5.10(a)は布施を受ける前の状態を表している。ユニットRは必要とするものが手に入っていない現実の認知対象に対応し，ユニットIはそれが手に入っている仮想の認知対象に対応している。必要なものが手に入っていないことへの不満から，ユニットRに接続しているリンクの重みw_Rは負の値となる。一方，必要なものが手に入った場合の満足から，ユニットIに接続しているリンクの重みw_Iは正の値となる。このような状態は，図3.16で見ると，第2象限（左上にある4分の1の領域）に相当する。続いて図5.10(b)は布施を受けたあとの状態である。ユニットRは必要なものが手に入っている現実の認知対象に対応し，ユニットIはそれが手に入っていない仮想の認知対象に対応している。必要なものが手に入っていることへの満足から，ユニットRに接続しているリンクの重みw_Rは正の値となる。一方，必要なものが手に入らなかった場合に生じる不満から，ユニットIに接続しているリンクの重みw_Iは負の値となる。このような状態は，図3.16で見ると第4象限（右下にある4分の1の領域）に相当する。

これらの結果をもとにして布施を受ける前と受けたあとの不整合度を比べると，図3.16に示した等高線からわかるように，布施を受けたあとの不整合度の方が受ける前より小さい。このことは，布施によって，布施を受ける側の心の苦しみが減ることを意味している。経典において布施が説かれている第一の理由がこのことであると言える。

次に，布施をする側について考えてみる。布施をすることが六波羅蜜という6つの実践項目の1つであることはすでに述べた。あえて実践項目にしていることは，布施をする側の心を，布施という行動を通して向上させ，そのことにより究極的には安らぎに導く意図があると考えられる。そうであるならば，布施をする側のニューラルネットワークについて考えることは，布施を受ける側について考えるのと同様に重要なことである。

他者に何かを提供することは，提供する側にとっては少なからず負担がかかる。提供する（した）側がその負担に対してどのような気持ちを抱くかによって，ニューラルネットワークの動作が違ったものになる。負担をまったく意に介しない場合については，心の苦しみとは無関係な状態にあるといえるので，ここでは考えないことにする。逆に，布施をする（した）側が，その負担を重く見て，

布施をする（した）ことに対して負の価値を与え，布施をしない（していない）ことに対して相対的に正の価値を与える場合が往々にしてある．布施をすることを躊躇したり，布施をしたことを後悔したりする場合がそれに相当する．ここではそのような場合について考えてみる．

そのときのニューラルネットワークは図5.10(c)のようになる．ユニットRは布施をする（した）という現実の認知対象に対応しており，ユニットIは布施をしない（していない）という仮想の認知対象に対応している．ここでは，ユニットRに接続しているリンクの重みw_Rは負の値となり，ユニットIに接続しているリンクの重みw_Iは正の値となる．

このようにして「苦しみのトライアングル」が生まれると，そこでの不整合度は，図3.16からわかるように，前述の布施を受けていない側の場合と同様，大きな値となる．その結果，布施をする（した）側は心の苦しみを自覚することになる．さらに，4章で述べたメカニズムによって，意識の向かう先がユニットRに対応した認知対象とユニットIに対応した認知対象との間を行き来することもあり得る．つまり「布施をする（した）」という考えと「布施をしない（していない）」という考えの間で心が揺らぐ可能性もある．そして心の苦しみが一層自覚されるようになる．

これまで本章で述べてきた内容からわかるように，仏教の目標は「苦しみのトライアングル」が発生しないように，あるいはたとえ発生してもそのはたらきを弱めるように努力することであるといえる．上述したように，布施をすることによってもし心の苦しみが自覚されるようであれば，自分の中に「苦しみのトライアングル」が存在していることになる．もし存在しているのであれば，それを無くすように，あるいはそのはたらきを弱めるように自らの心を変えていくことになる．

このように，布施をする側においては，布施という行為を通して自分の心を点検でき，その結果を心の向上に活用することができる．前に引用した経典で述べられている内容の意図は，このようなところにあると思われる．

5.7 持　戒

　戒めを守ることを漢文の経典では持戒という。戒めは生活を正していくうえでの行動規範である。修行者は，戒めを意識したりあるいは順守したりすることによって修行を確かなものにする。

　よく知られている戒めに次の5つがある[54]。

　　　不殺生（ふせっしょう）　（生き物を殺さないこと）
　　　不偸盗（ふちゅうとう）　（他人の所有物を盗まないこと）
　　　不邪婬（ふじゃいん）　　（淫らな行為をしないこと）
　　　不妄語（ふもうご）　　　（嘘をつかないこと）
　　　不飲酒（ふおんじゅ）　　（酒を飲まないこと）

　戒めに関わる言葉は経典の中に数多く見られる。『ウダーナヴァルガ』には次の言葉がある[58]。

　　戒しめを受けたもつことは楽しい。身体が悩まされることがない。夜は安らかに眠る。目が覚めたならば心に喜ぶ。

　行動をそのときどきの自己の判断に任せて自由に選択できるようにしておくと，状況によっては適切な判断ができず，迷いや不安，後悔などによって心の苦しみが発生することになる。しかし，行動に対して指針が示されていれば，そのようになる可能性は減る。現実の生活では，欲望や嫌悪のような私心が入りこんでくると，行動を選択する際に迷いが生じがちである。戒めによって私心のはたらきを抑えることになる。

　このことをニューラルネットワークで表現すると図5.11のようになる。ここでは，戒めに沿う行動と，それとは逆に，戒めに反する行動とが「苦しみのトライアングル」の中に組み込まれている。戒めは現実にとるべき行動を指し示しているので，戒めに沿う行動は現実の認知対象に相当する。これはユニットRに対応している。一方，戒めに反する行動は，迷いを誘発する仮想の認知対象に相当する。これはユニットIに対応している。戒めの存在は，当然のこと

5.7 持戒

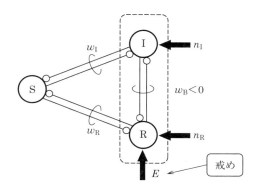

図5.11 持戒と「苦しみのトライアングル」

ながら，人の意識を戒めに沿う方向へ導くはたらきをもっているので，現実の認知対象に対応するユニットRへの入力として現れる。図5.11ではそれをEとしている。

　暮らしの中で人は外界から多くの刺激を受け入れる。欲望を駆り立てる刺激，嫌悪感を抱いてしまう刺激，愛情を注ぎたくなるような刺激，嫉妬心を促すような刺激など，種類はさまざまである。それらの中には仏教の戒めに沿う行動を促すものとそうでないものがある。このような刺激は不規則なものであり，4章で取り上げたノイズと見なせる。したがって図5.11では，そのような刺激を図4.1と同様にn_Iおよびn_Rによって表している。

　ノイズが存在する「苦しみのトライアングル」では，4章で述べたように，双安定部を構成するユニットRに外部から入力Eが入ると，切り替えの頻度が減る。このことは図4.4〜4.7によって示されている。このような切り替え頻度の減少は，4.2節で述べたように，心の苦しみの減少に結びつく。戒めの存在は，このメカニズムを利用していると考えることができる。

119

5.8 忍辱(にんにく)

　人は誰しも自己を肯定する心をもっており，自分の考えや行動，立場などを是認し，生きていくうえでの精神的な基盤としている．しかし，社会生活を送る中では，そのような心を常に維持していけるとは限らない．自己が他者から否定されることはあり得る．そこまで至らなくても，自分の考えに反する考えを押し付けられたり，自分の行動を非難されたりすることはしばしばある．そのようなとき，人は屈辱感に襲われ，心の安定を失う．ただ，屈辱を感じたものの，その後，他者の考えを受け入れ自分の考えや行動に修正を加える場合には，大きな問題は生じない．しかし，他者の考えを受け入れることができず，屈辱感が尾を引いて，他者に怒りを向けるようになると事態は深刻になる．

　屈辱に耐えることを仏教では忍辱(にんにく)と言う．忍辱に関する言葉としては，たとえば『ウダーナヴァルガ』には，

> 愚者は，荒々しいことばを語りながら，「自分が勝っているのだ」と考える．しかし謗(そし)りを忍ぶ人にこそ，常に勝利があるのだ，と言えよう．

があり[58]，さらに『ダンマパダ』には，

> ことばがむらむらするのを，まもり落ち着けよ．ことばについて慎んでおれ．語(ことば)による悪い行ないを捨てて，語(ことば)によって善行を行なえ．

という記述もある[58]．

　忍辱の心，つまり忍耐の心が向かう矛先は自分自身の怒りの心である．怒りは忍耐によって抑えられるが，場合によっては忍耐の限界を超えてしまうこともある．そのとき，怒りは言葉や行動として表に現れる．相手に対する罵(ののし)りの言葉や暴力がそれである．

　怒りの情動は他者の存在を否定し，他者の価値を引き下げる心を生む．他者が存在しないことを願う心が生まれることになる．そのとき，現実の認知対象（他者の存在）の価値は低く，仮想の認知対象（他者の不在）の価値は高くなる．こ

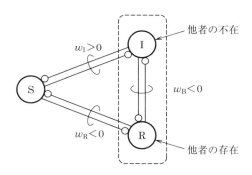

図5.12　忍辱と「苦しみのトライアングル」

れは，図5.12に示す「苦しみのトライアングル」として表すことができる．ユニットRは他者の存在に対応し，ユニットIは他者の不在に対応する．このように重みw_Rが小さくw_Iが大きい状況は，図3.16で見ると第2象限(左上にある4分の1の領域)に相当する．つまり，不整合度(心の苦しみ)が大きい状況である．

怒りが言葉として口から発せられると，その声が自分の耳に入る．自分の発した言葉が聴覚的な認知作用を介して脳の中に定着する．それによって上述した「苦しみのトライアングル」が強化される．つまり，言葉によって現実の認知対象の価値はより低くなり，仮想の認知対象の価値はより高くなる．これは図3.16において特定の点が左上に移動することに相当する．その結果，心の苦しみが増大することになる．前述の経典の記述の中で「ことば」に注意が向けられているのは，このような理由によるのではないだろうか．

5.9 精進(しょうじん)

仏教では，自己を向上させるために努力することが求められている．努力することを「精進(しょうじん)」という．六波羅蜜の4番目の項目である．物事が順調に進んでいると，ともすると人間は怠けるものである．そのようなときにも，目標に向けて励むことが求められる．

『スッタニパータ』には次の言葉がある[52]．

> 怠(おこた)りは塵垢(ちりあか)である．怠りに従って塵垢がつもる．つとめはげむことによって，また明知によって，自分にささった矢を抜け．

目標(安らかな心の獲得)に向けて励むことが求められるということは，裏を返せば，目標に至る(あるいは近づく)のは容易なことではなく，時間を要するということである．

3章および4章において述べたように，心に生じる苦しみを減らすには「苦しみのトライアングル」に内在する不整合を減らさなければならない．そのためには，ユニットSと双安定部とを結ぶ2つのリンクがもつ重み(w_Iおよびw_R)の値を図3.5および図3.7に示したように変えていかなければならない．ところが，重み，すなわちニューロン間に存在するシナプスの結合状態を瞬時に変えることはできない．時間を要する．その第一の理由は，1章で述べたHebbの法則で示されているように，シナプスの結合状態は，シナプスを介して結合している2つのニューロンの動作状態に応じて，徐々にしか変化しないからである．記憶や技能が定着するまでには学習や練習の繰り返しが必要であることは誰もが経験上知っていることである．これはシナプスの結合状態が短時間では変化しないことを物語っている．

重みを簡単には変えることができない第二の理由は，ニューラルネットワークに存在するノイズである．ノイズが「苦しみのトライアングル」の中にある重みの変化を遅らせることはすでに4章で述べた．ノイズの除去や抑圧が難しい状況のもとでは，重みの変化は，ノイズが存在しない場合に比べて長引いてしまう．

以上より，「苦しみのトライアングル」に内在する不整合を減らすには，時

間をかけてそれに向けて努力しなければならないことがわかる。経典ではそのことが「精進」という言葉で表されていると考えられる。

5.10 禅定

　仏教の種々ある修行形態の中で最もよく知られているものが禅定である。静かな環境の中で日常の計らいごとを捨てて心を安定させ、それによって真の自分を見出していく修行である。禅定の重要性は、多くの経典や論書の中で取り上げられている。『スッタニパータ』には，

> 独坐と禅定を捨てることなく、諸々のことがらについて常に理法に従って行い、諸々の生存には患いのあることを確かに知って、犀の角のようにただ独り歩め。

という記述がある[52]。

　禅定には坐禅、立禅、歩行禅などがあるが、その中で代表的なものは、坐った姿勢で禅定を行う坐禅である。上の言葉で「独坐と禅定」とあるのは、一人で坐禅をすることを指していると解釈できる。

　江戸時代の禅僧である白隠がつくった『坐禅和讃』の中に、

> 夫れ摩訶衍の禅定は　　　称歎するに余りあり
> 布施や持戒の諸波羅蜜　　念仏懺悔修行等
> 其の品多き諸善行　　　　皆この中に帰するなり

という七五調の句がある[62]。これは要約すると、《大乗仏教の禅定は素晴らしいものであり、さまざまな修行や善行はすべて禅定に帰結する》と表すことができる。これからもわかるように、禅定は仏教における修行の要と位置づけることができる。

　坐禅の作法が詳しく述べられている文献として、たとえば『坐禅儀』を挙げ

ることができる[62]。そこでは坐禅の作法が詳しく述べられており、冒頭には、

> 坐禅せんと欲する時、閑静処に於いて、厚く坐物を敷き、寛く衣帯を繋け、威儀をして斉整ならしめ、然る後、結跏趺坐せよ。

とある。ここでは、坐禅をするときには、静かな場所を選び、厚い敷物を使い、着衣にはゆったりしたものを選んで、安定した姿勢を維持しながら坐ることが奨められている。つまり身体を外部刺激や緊張から開放した状態に保つことが奨められている。

こうした禅定という修行は、「苦しみのトライアングル」ではどのように表されるか考えてみよう。「苦しみのトライアングル」では、4章で述べたように、双安定部を構成するユニットRおよびIには、本来の信号のほかにノイズ(n_Iおよびn_R)が入る。『ダンマパダ』には、

> 心は、捉え難く、軽々とざわめき、欲するがままにおもむく。その心をおさめることは善いことである。心をおさめたならば、安楽をもたらす。

という言葉があるが[58]、この中の「軽々とざわめき」という語が、まさにノイズの影響を表していると言える。

坐禅では、静かな環境の中で姿勢を正した状態を維持する。このことは、外界からの刺激や身体から生じる刺激を最小限に減らすことにつながり、それによって脳内のニューロンの不規則な活動を減らすことができる。その結果、ニューラルネットワーク内のノイズも減る。「苦しみのトライアングル」のユニットRおよびIに入るノイズ(n_Iおよびn_R)も減ることになる。このことを図によって表現すると図5.13のようになる。

すでに4章で、〈ノイズの存在 → 意識の切り替えの発生 → 心の苦しみの増大〉という因果関係を述べた。坐禅あるいは禅定によってノイズを減らすことは、この関係を弱めることになるので、結果として、心の苦しみの減少を早めたり心の苦しみの増大を抑えたりすることができると考えられる。

坐禅において外界からの刺激や身体から生じる刺激を最小限に減らすことが

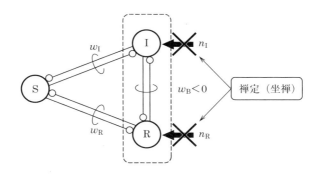

図5.13　禅定と「苦しみのトライアングル」(その1)

できたとしても，それだけでは脳内に存在するノイズを減らすには十分ではない。1章で述べたように，ニューロン間を伝わる信号は時間幅の短いパルスの集合であり，それ自体揺らぎを多く含んだものである。このような揺らぎはノイズとして作用する。避けることが困難なこのようなノイズによって生じる意識の切り替えを抑えるには，意識を強制的に特定の対象に常時向けておくしかない。坐禅では，意識を特定の対象に向けることで心の揺らぎを抑える手法を観法と呼んでいる[54]。

坐禅中とはいえ意識を欲望の対象に向けたのでは，現実を離れた仮想の認知対象に意識を向けたことになる。これは，4章で述べた状態Iに相当し，心の苦しみを増大させるか，心の苦しみの減少を遅らせる原因となる。したがって，そうではなく，4章で述べた状態Rに徹するため，坐禅をしているその時点に深く関わりのあることがら(たとえば後述する呼吸)に意識を向ける必要がある。それによって「苦しみのトライアングル」を状態Rに保つことができる。

その様子を図5.14に示している。図5.14では，図5.13と同じく坐禅によってノイズ(n_Iおよびn_R)を減らすだけでなく，入力EをユニットRに与えている。入力Eによって，ユニットRは強制的に興奮状態に導かれる。入力Eは上述した観法に相当する。

このような入力Eの効果については，すでに4章で詳しく述べた。図4.4～4.7を比較すればわかるように，意識の切り替えの頻度は入力Eの存在によって低下する。

5章 「苦しみのトライアングル」と初期仏教

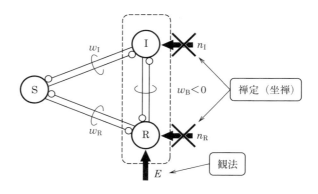

図5.14 禅定と「苦しみのトライアングル」(その2)

　観法にはさまざまなものがあるが，最も基本的で多用されているのは，意識を自分の呼吸に向ける方法である。呼吸は坐禅中において認知できる数少ない肉体的活動であり，現実の認知対象である。その意味で，意識を呼吸に向けることはユニットRへ入力Eを加えることに相当する。

　呼吸の重要さについては，初期の経典でも指摘されている。『ウダーナヴァルガ』には次の記述がある[58]。

> ブッダの説かれたとおりに，呼吸を整える思念をよく修行して，完成し，順次に(諸の煩悩を)克服してきた人は，雲を脱れた月のように，この世を照らす。

　ところで，坐禅中は，目を見開くのでもなく閉じるのでもなく，半眼といって，ほんのわずかだけ光が漏れこんでくる程度に瞼を調整しておくように指導される。前に引用した『坐禅儀』では，そのことが，

> 目は須らく微し開いて昏睡を致すことを免るべし。

と記されている[62]。目を日常生活のように見開いていることは，視覚からの刺激が強くなるので，意識の集中によくないことは理解できる。目を閉じることは，刺激を遮断するので，一見すると意識の集中に効果的であるかのように

思われる。しかし，外界からの刺激を完全に遮断することによって，脳内部に存在するノイズが相対的に強調されることになり，そのことが意識の集中を妨げることになると考えられる。そこで半眼にすれば，わずかに漏れこんでくる光の効果で脳内にあるニューロンの動作水準が視覚を中心にしてやや上昇し，それによってノイズの水準が相対的に低下するため，意識の集中が進むことになると考えられる。漏れこんでくる光は穏やかで動きはなく，視覚情報としての役割をもっていないので，新たなノイズが生まれることはない。これも図5.14にある入力Eの機能を果たしていると考えられる。

　仏教には坐禅以外の代表的な修行方法として念仏がある。初期仏教では仏と言えば釈迦のことであり，そこでの念仏は，釈迦のことを思い起こすことであった。大乗仏教ではさまざまな仏（如来ともよばれる）や菩薩が経典に現れ，それらに神秘性が与えられ，それらは念仏の対象となった。たとえば，釈迦如来，阿弥陀如来，観世音菩薩，地蔵菩薩などがよく知られている。
　そして，念仏には仏の姿を想像する観想念仏と称名念仏がある。前者は姿勢を正して静かに仏の姿を想像する修行であり，後者は正しい姿勢のもとで仏の名前を口で唱える修行である。
　観想念仏は，坐禅の中でなされることがあることから，前述した観法の1つと見なすことができよう。それに対して称名念仏は，声を出すことから，静かな環境の中で黙して坐る坐禅とはまったく正反対の修行方法である。声を出せば運動系のニューロンを動作させることになり，声を聞けば聴覚系のニューロンが刺激される。したがって称名念仏における脳内のニューロン動作は観想念仏におけるそれとは異なったものになる。このようなニューロンの動作は，もしそれがノイズとしてはたらくのであれば心の揺らぎを引き起こすことになるので，禅定の主旨に反するものとなる。しかし，運動系や聴覚系のニューロンを動員することによって意識を特定の認知対象に集中させることができ，それが心の揺らぎを抑えることになるならば，観法と同じような効果を発揮すると考えられる。
　わが国で称名念仏を広めた法然は，著書『選択本願念仏集』の中で，

　　　　選じてまさに正定を専らにすべし。正定の業とは即ちこれ仏名を称するなり。

と述べている[63]。ここで正定とは正しい禅定のことである。つまり法然は称名念仏を禅定ととらえているのである。この点については，鎌田茂雄も『禅とは何か』の中で，

> 禅と念仏とはまったくちがうもののように見えるが，宗教心理学的には同じような意識現象を生じる。たとえば念仏を何百声とつづけていると，一種の三昧境である念仏三昧に入るのだ。そうなると坐禅をして一心に打坐し三昧境に入るのと経験的には同じようになる。

と述べて，坐禅と称名念仏が同様の修行方法であると主張している[64]。

　観想念仏と称名念仏を脳のはたらきから見ると，前者は脳の視覚系を動員して意識を集中させる手法であり，後者は脳の聴覚系や運動系を使う方法であると言えるのではないだろうか。これらには大脳の後頭葉にある視覚野や側頭葉にある聴覚野，中脳，小脳などが関係する。

　視覚や聴覚が禅定と何らかの関わりをもっていることは，経験的に言われており，文献の中にも見ることができる[65][66]。著者も，坐禅を続けている中で視覚や聴覚に関わる特殊な体験をしたことがある[67]。

　「苦しみのトライアングル」の動作にはノイズが影響を及ぼし，心の苦しみを増す要因となる。その影響を抑えるために取り組むのが禅定であるといえよう。禅定によって，ノイズそのものの発生を抑えるか，あるいは意識を特定の対象に向けることによってノイズの影響を相対的に減らすことができる。

6章

仏教による心の安らぎとニューラルネットワーク

6章　仏教による心の安らぎとニューラルネットワーク

　5章では「苦しみのトライアングル」を初期仏教で説かれている種々の教えに対応づけながら，心の苦しみや安らぎについて考察した。「苦しみのトライアングル」はわずか3つのユニットからなる簡単な構造をしたニューラルネットワークモデルである。本章では，「苦しみのトライアングル」を拡張したニューラルネットワークをもとに，5章で取り上げていない仏教の教えと対比しながら，心の苦しみや安らぎについて考察する。

6.1　慈しみ

　仏教では，生き物も含めてこの世のあらゆるものに対して，優しい慈しみの心で接しなければならないと説かれている。万物への愛情が大切とされている。たとえば『スッタニパータ』には次の言葉が示されている[52]。

> あたかも，母が己（おの）が独り子を命を賭（か）けても護るように，そのように一切の生きとし生けるものどもに対しても，無量の（慈しみの）こころを起すべし。また，全世界に対して無量の慈しみの意（こころ）を起すべし。

　同じような教えは漢文の経典『大般涅槃経（だいはつねはんぎょう）』にも見られ，そこでは，

> 一切衆生 悉（ことごと）く仏性有り

という言葉で表されている[68]。「衆生」は生き物を意味する語であるので，この言葉の意味は，《自然界の生き物はすべて真理を体現しており，敬うべき存在である》と解釈してよいであろう。

　また鎌倉時代の禅僧である道元は著書『正法眼蔵（しょうぼうげんぞう）』の中で，

> 十方法界の土地，草木，牆壁（しょうへき），瓦礫（がれき），みな仏事をなす

として，全世界の土地，草木，塀，瓦礫などはすべて真理そのものであると述べている[69]。

　ある対象に慈しみの心を起こすことは，たとえその対象が自分にとって無価

値あるいは無関係であると思われるものであっても，さらには自分に対して不利益をもたらすと考えているものであっても，それらの価値を認め，それらを大切にしようとする心をもつことである．このことは，ニューラルネットワークモデルによってどのように表現できるであろうか．それを**図6.1**および**図6.2**に示す．これらの図で示しているニューラルネットワークは，2つのユニットだけで構成されているので，ニューラルネットワークの中でも最も単純な構造のものである．

図6.1においてSは，これまでと同様，主体を表すユニットである．同図(a)にあるCは，主体が無価値あるいは無関係であると見なしている認知対象に対応したユニットである．無価値あるいは無関係であることから，ユニットCはユニットSから切り離された形で存在している．これは，2つのユニットの間にある双方向リンクがもつ重みの値wを$w = 0$としたことに等しい．一方，同図(b)にあるCは，主体に対して不利益をもたらすと思われる認知対象に対応したユニットである．不利益をもたらすことから，負の価値が与えられているので，3.3節で述べたことからわかるように，ユニットCとSの間にある双方向リンクの重みw_1には負の値が付けられている．

ある認知対象に慈しみの心を起こすことは，その対象の存在を認めるとともに価値を見出すことである．その対象を大切にする心をもつと同時に，その対象が存在することが自分にとって喜ばしいと思うことである．これは，すでに3.3節で述べたことからわかるように，ユニットSとCの間にある双方向リンクに正の重みw_2をもたせることに相当する．この関係をニューラルネットワークで表現すると**図6.2**のようになる．

リンクの重みが正である**図6.2**のようなニューラルネットワークは，認知対象が何らかの価値を伴いながら主体にはたらきかけているときには，容易に形成される．たとえば，美しいものや美味なものに主体が向かい合っている場合

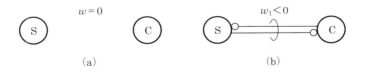

図6.1　慈しみとニューラルネットワーク(その1)

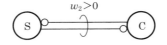

図6.2 慈しみとニューラルネットワーク(その2)

がそうである．それに対して，認知対象が価値を伴っていない場合には，ニューラルネットワークは形成されない(**図6.1**(a))．その状況下で**図6.2**のニューラルネットワークを実現するには，主体の側から認知対象の側への特別な心のはたらきが必要である．それが慈しみである．したがって，慈しみは受動的ではなく能動的な心の作業である．

2つの図のニューラルネットワークがもつ不整合度の大きさを比較してみよう．まず，ユニットSの出力y_Sはこれまでと同じく$y_S = 1$である．一方，ここでは意識が向けられている認知対象が現実に存在する場合を考えているので，ユニットCは興奮状態であると見なす．したがって，その出力は$y_C = 1$である．不整合度は，以上で述べた値を式(1-7)に代入して求めることができる．**図6.1**(a)および同図(b)での不整合度をそれぞれU_{Ta}およびU_{Tb}とすると，

$$U_{Ta} = 0 \tag{6-1}$$

$$U_{Tb} = -w_1 > 0 \tag{6-2}$$

となる．そして**図6.2**での不整合度U_{Tc}は，

$$U_{Tc} = -w_2 < 0 \tag{6-3}$$

となる．これらの値を比較すると，$U_{Tc} < U_{Ta} < U_{Tb}$となり，U_{Tc}はU_{Ta}, U_{Tb}のいずれよりも小さい．したがって，対象に対して慈しみの心を向けることができる人は，それができない人に比べて心の苦しみが小さいことになる．逆に言えば，そのような人の心は安らいでいることになる．

認知対象に対する慈しみの気持ちは，対象を支援するなどの具体的行動として現れ，当然のことながらその対象にとって利益となる。したがって，慈しみとは対象のためだけに説かれているものであると理解されがちである。しかし，上述したように，対象に慈しみの気持ちを向けることは，主体自身の心の苦しみを減らす（安らぎを増す）効果をもっている。つまり主体自身の利益にもなるわけである。このことは，仏教が道徳とは異なり主体自身の心の問題（心の苦しみや安らぎ）を扱う宗教であることを示している。

冒頭で引用した経典の言葉では，慈しみの気持ちを向けるのは特定の認知対象に対してだけではなく，「生きとし生けるものども」とか「全世界」に対してとなっている。これらは，人が認知するすべての対象という意味に理解できる。このことは，図6.2のニューラルネットワークモデルで示した関係を，特定のユニットCだけではなく，さまざまなユニットに対して設けることに相当する。つまり，主体に対応するユニットSと認知し得るすべての対象に対応するユニット$C_1, C_2, \cdots, C_N$との関係に拡張することに相当する。これを図示すると図6.3のようになる。ユニットSとユニット$C_1, C_2, \cdots, C_N$の間にある双方向リンクの重み$w_1, w_2, \cdots, w_N$の値は，図6.2の場合と同様，すべて正になっている。

図6.3のようなニューラルネットワークを作り上げておけば，意識の向かう先が1つの認知対象（たとえばユニットC_3に対応する認知対象）から他の認知対象（たとえばユニットC_7に対応する認知対象）へ移るようなことがあっても，それらのユニットとユニットSの間の重みは常に正であるので，心に安らぎのある（苦しみのない）状態を維持することができる。

図6.3において，ユニット$C_i (i = 1, 2, \cdots, N)$の出力を$y_i$とする。ユニット$C_i$からユニットSに入る入力を$x_i$とすると，ユニットSに入る全入力$X$は，式(1-1)の関係から，

$$X = \sum_{i=1}^{N} x_i = \sum_{i=1}^{N} w_i y_i \qquad (6-4)$$

と表すことができる。ユニットC_iは現実に存在する認知対象に対応しているのでその出力は$y_i = 1$である。また重みw_iも前述したように正の値である。したがって，ユニットSに入る全入力Xは正の値となり，その値はユニットの個

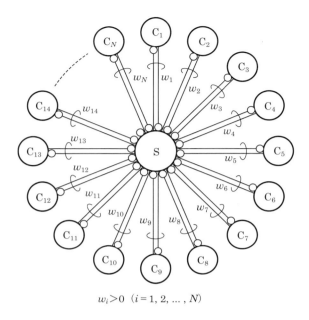

$w_i > 0 \ (i = 1, 2, \ldots, N)$

図6.3 慈しみとニューラルネットワーク(その3)

数Nが増えるほど大きくなる。もともとユニットSは興奮状態($y_S = 1$)を維持していると仮定しているが，Xの値が大きくなることは，**図1.7**で示したユニットの入出力特性からわかるように，ユニットSの興奮状態をさらに推し進める。これによりユニットSの動作が一層安定したものとなる。ユニットにおける動作の一層の安定化は，心の一層の安定化を意味する。

　ここで，**図6.3**と同じ構造のニューラルネットワークにおいて，ユニットC_i ($i = 1, 2, \cdots, N$)とユニットSの間にあるリンクの重みw_iのいずれも(あるいは多く)が負の値である場合($w_i < 0$)を考えてみよう。つまり，主体がすべて(あるいは多く)の認知対象に対して嫌悪の気持ちを抱き，逆に，認知対象の存在が主体に不利益をもたらすと考えられるような場合である。そこでのユニットSに入る全入力Xは，式(6-4)からわかるように，上述した**図6.3**の場合($w_i > 0$)とは異なり負の値となる。ユニットSは，興奮状態を維持していると仮定している

が，Xの値が負になると興奮状態を維持することが困難あるいは不可能となる。つまり，主体を生命体として安定的に維持しようとするニューロンやホルモンなどの複合システムが大きくバランスを崩すことになる。精神的な病やそれが原因となる身体の不調，さらには自殺への衝動などは，ニューラルネットワークのこのような状態に基づいていると考えられる。

　人は，災害や事故，病気などにより，負の価値をもつ認知対象に思いがけず遭遇することがある。そのような認知対象に相当するユニットからは，ユニットSは負の値の入力を受けることになる。しかし，そのような新たなユニットが出現したときでも，**図6.3**で示すニューラルネットワークがしっかりと構築できていれば，その中にある多くのユニットからは安定した正の値の入力を受けているので，ユニットSへの全入力Xは正の値を維持できることになる。精神的な問題が発生してもそれを小さく抑えることができる。人が和やかな家庭や親しい友達をもち，他者から心のこもった支援を受けることができる環境にあることは，こうした状況に相当しているといえる。

　宮沢賢治の作品としてよく知られている詩に「雨ニモマケズ」がある[70]。この詩は，彼の理想とする生き方を比喩的に示した作品であり，仏教思想が深く関わっていると言われている。よく知られている詩なのでここで紹介することはしないが，その詩の中にある2, 3の語句を取り上げて，**図6.3**で示したニューラルネットワークとの関係性を考察してみることにする。

　まず，「イツモシヅカニワラッテヰル」という語句がある。微笑が苦しみの中からは生まれないことを考えると，この語句は，安らぎに満たされている心の状態を表していると解釈できる。主体（賢治の理想とする人物像）とそれを取り囲んで存在するすべてのものとの関係が良好である状態を表現していると考えられる。それはまさに**図6.3**で示したニューラルネットワークであると言えよう。すべてのリンクの重み$w_1, w_2, \ldots, w_N$が正の値であることは，すべてのものとの関係が良好であることに対応している。

　詩の中には，その他に「東ニ病気ノコドモアレバ／行ッテ看病シテヤリ」という語句がある。**図6.4**は，ニューラルネットワークのうち，この語句に対応する部分を切り取ったものである。ユニットSはこれまでと同様に心の苦しみや安らぎと関わりのある主体であり，賢治の理想とする人物像（ここではこれを

6章　仏教による心の安らぎとニューラルネットワーク

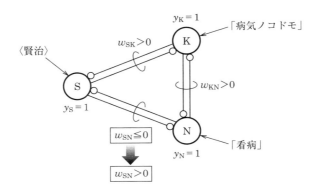

図6.4　「病気ノコドモ」を「看病」するときのニューラルネットワーク

〈賢治〉と表すことにする)に対応している。ユニットSの出力は上述しているように$y_S = 1$(興奮状態)と見なせる。ユニットKは認知対象である「病気ノコドモ」に対応している。「病気ノコドモ」は現実に存在しているので，ユニットKの出力は$y_K = 1$(興奮状態)と見なせる。ユニットNは認知対象である「看病」に対応している。ユニットSとKを結合する双方向リンクの重みをw_{SK}，ユニットSとNを結合する双方向リンクの重みをw_{SN}，ユニットKとNを結合する双方向リンクの重みをw_{KN}と表す。〈賢治〉は「病気ノコドモ」に対して慈しみの気持ちをもっているので，重みw_{SK}は正の値である。「病気ノコドモ」と「看病」は密な関係にあるので，重みw_{KN}も正の値であると見なせる。しかも両者は相即不離の関係にあるので，w_{KN}の値は大きく$w_{KN} = 1$と見なしてよい。

このような状況では，ユニットKからのユニットNへの入力x_{NK}は式(1-1)から$x_{NK} = w_{KN} y_K = 1$となる。したがってユニットNは興奮状態($y_N = 1$)へ導かれる。こうしてユニットNが興奮状態になると，1.5節で述べたHebbの法則に従って，ユニットSとNを結合しているリンクの重みw_{SN}は増加し，その結果「看病」に対する評価が高くなる。「看病」という作業が〈賢治〉に与える負担を考えると，当初は「看病」に低い価値を与え，w_{SN}は負の値であったかもしれない。しかし，ニューラルネットワークにおけるこのような一連の動き(w_{SN}の増加)が，「看病」の価値を上げ，〈賢治〉を外界での「看病」という行動に向かわせる原動力になっていると考えられる。

136

以上のように，当初は主体（〈賢治〉）と1つの認知対象（「病気ノコドモ」）の関係だけであったものが，新たな認知対象（「看病」）も加えた関係へと拡張することになる。そして，それぞれに対応するユニット間を結合するリンクの重みはいずれも正の値をとるようになる。このようにして図6.3に示したニューラルネットワークの一部が変化していく。

次に，詩の中には「北ニケンクヮヤソショウガアレバ／ツマラナイカラヤメロトイヒ」という語句がある。図6.5は，ニューラルネットワークのうち，この語句に対応する部分を切り取ったものである。ここでもユニットSは主体（〈賢治〉）に対応し，出力は$y_S = 1$と見なす。ユニットM_1およびM_2は，「ケンクヮヤソショウ」を互いにしている2人の人物に対応している。両者とも現実に存在しているので，それらの出力y_1およびy_2はいずれも1と見なす。〈賢治〉は，慈しみの気持ちを誰に対しても抱いているので，ユニットSとM_1を結合する双方向リンクの重みw_1およびユニットSとM_2を結合する双方向リンクの重みw_2はいずれも正の値となる。

ところが，2人の人物は抗争状態にあり相手を排斥しようとしているので，ユニットM_1とM_2の間では片方の興奮状態は他方に抑制状態をもたらそうとする。そのため，ユニットM_1とM_2を結合するリンクの重みw_{12}は負の値になる。つまり，ユニットM_1とM_2は双安定ニューラルネットワーク（1.7節参照）を形成する。これにより，両ユニットとその間を直接結ぶリンクのみに注目したとき，その部分における不整合度は，式（1-7）の関係からわかるように正

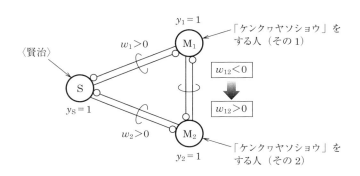

図6.5 「ケンクヮヤソショウ」を「ヤメロ」と言うときのニューラルネットワーク

の値となる。これは〈賢治〉の心に苦しみが生じることを意味している。しかしながら、リンクの重みw_{12}はHebbの法則に従って増加し正の値(1)に向かう。w_{12}が増加することは、「ケンクヮヤソショウ」とは逆に、2人の人物が仲良くすることを意味する。このことが、「ヤメロ」という行動に賢治自信を向かわせていると考えられる。

　以上の2つの例において共通している点は、ニューラルネットワークのすべてのリンクがもつ重みが、いずれも最終的には正の値へと変化していることである。

　図6.4および図6.5で示したニューラルネットワークは、3つのユニットによって構成されている点では4章で示した「苦しみのトライアングル」と同じ構造になっている。しかし、「苦しみのトライアングル」との間には相違点がある。図6.4および図6.5で示したニューラルネットワークでは、「苦しみのトライアングル」で存在した双安定部が存在しない(当初は存在しても、重みが変化することによって最終的にはなくなる)。4章で述べたことからわかるように、双安定部の存在は意識の切り替えを生む原因となる。また、2つの認知対象が現実に存在するときには、それらに対応したユニットからなる双安定部の存在はネットワークがもつ不整合度を大きくする。つまり、双安定部の存在は心の苦しみの発生や増加の原因となる。図6.4および図6.5で示したニューラルネットワークであれば双安定部は存在しないので、心の安らぎが獲得できることになる。

　宮沢賢治の詩「雨ニモマケズ」を取り上げて、慈しみとニューラルネットワークの関係について考察した。図6.5で示した例からもわかるように、慈しみに関わるニューラルネットワークは図6.3で示した構造(主体に相当するユニットと認知対象に相当する複数のユニットが放射状に結合しており、そこでのリンクの重みが正であるもの)で留まることはなく、究極的には図6.6で示す構造(図6.3に存在する放射状の結合に加えて、認知対象に対応するユニット間も相互に結合しており、そこでのリンクの重みが正であるもの)へと拡張・発展すると考えられる。図6.6では、作図上の理由によりユニットC_i ($i = 1, 2, \ldots, N$)の結合は隣接するものの間のみについて示している。実際にはそれら以外のユニット間にも結合が存在し、そこでのリンクの重みも正であると見なす。

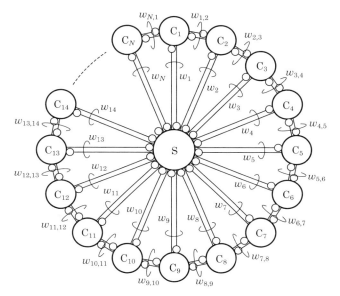

$w_i > 0 \ (i = 1, 2, \ldots, N), \ w_{m,n} > 0 \ (m, n = 1, 2, \ldots, N, m \neq n)$

図6.6　慈しみとニューラルネットワーク（その4）

　余談になるが，仏教には曼荼羅という，他の宗教には見られない特異な絵画がある[71]。円形や方形で表した幾何学的な図形の中に，多数の仏像を配置したものであり，仏の世界を表したものであるといわれている。**図6.6**が，奇しくもこの曼荼羅に似ている。リンクの先端に位置するユニットは，リンクの重みが正であることから価値のある認知対象を表しており，それらを仏と解釈すれば，**図6.6**は多数の仏が配置された空間と見なせるからである。

　ところで，人は，物事を実行しようとするとき，それが成就することを心の中で願う。仏教の修行においても同じである。そこでの願いは，日常の生活における願いより精神性の高い内容のものであり，誓願とよばれている。よく知られている誓願に次の「四弘誓願（しぐせいがん）」がある[68]。

6章　仏教による心の安らぎとニューラルネットワーク

　　衆生無辺誓願度（生きとし生きるものが幸せになるように励みます）
　　煩悩無尽誓願断（尽きない悩みのもとを断つように励みます）
　　法門無量誓願学（数多くある教えを学ぶように励みます）
　　仏道無上誓願成（この上ない修行が成就するように励みます）

　いずれの誓願においても「無」という文字が使われている。このことから，仏教の修行はあるところで打ち切るものではなく，限りなく続けるべきものであることがわかる。
　これらの誓願の表現形式をそのまま使い，本節で述べた内容をもとにして新たな誓願をつくることを許して頂けるならば，

　　　　神経無数誓願合（数えきれないほどあるニューロンが整合するように励みます）

となるのではなかろうか。人がもつニューロンの数は数百億個と言われている。これは，日常生活でわれわれが扱う数に比べると「無数」と言ってもよい大きな数である。結合したニューロンの動作状態とシナプスの結合状態の間の整合がとれ，その結果，心の苦しみに関わるすべてのニューロン間のつながりに不整合が存在しなくなれば，心は安定した状態に落ち着き，人は心の苦しみから解放されることになる。図6.6で示しているニューラルネットワークは，そのようなニューラルネットワークであると言える。

6.2　意識範囲の転換

　心の苦しみを生み出す認知対象は，大きな苦しみを生み出すものから小さな苦しみを生み出すものまでさまざまなものがある。日常の暮らしの中でそれらの認知対象に出会うと，その都度，異なった「苦しみのトライアングル」が脳の中に生まれることになる。
　「苦しみのトライアングル」のはたらきを弱めるうえで参考になると思われる言葉が経典にある。『スッタニパータ』の言葉を次に示す[52]。

140

6.2 意識範囲の転換

汝（なんじ）は（生と死の）両極を見きわめないで，いたずらに泣き悲しむ。

　心の苦しみには，相対的に価値の低い現実の認知対象（「苦しみのトライアングル」のユニットRに対応）と相対的に価値の高い仮想の認知対象（ユニットIに対応）が関わっている。そして，人の意識の向かう先がそれら2つの認知対象の間で切り替わることによって，心の苦しみが増大したり持続したりする。人にとって認知対象は数多くあるが，人が心の苦しみを自覚している間は，心の苦しみに関係する特定の2つの認知対象にのみ意識が集中的に向けられる。

　心の苦しみの増大や持続を止めるには，意識がこれらの2つの特定の認知対象に向かうのを止めればよい。意識が他の認知対象に向かえばよい。そのような他の認知対象として，上述した経典の言葉では「生」と「死」を示している。これをニューラルネットワークによって表現すると図6.7のようになる。

　図6.7において，破線で描かれている意識範囲Aは，心の苦しみに関わる2つの認知対象（ユニットRおよびIに対応）を包含する意識の範囲である。つまり，心の苦しみを自覚しているときの意識状態を表している。これまでと同様，ユニットRに接続しているリンクの重み（w_R）は負の値，ユニットIに接続しているリンクの重み（w_I）は正の値とする。主体に対応したユニットSも含めて，3

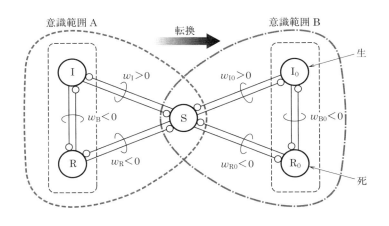

図6.7　意識の向かう範囲の転換とニューラルネットワーク

6章　仏教による心の安らぎとニューラルネットワーク

つのユニットは「苦しみのトライアングル」を形成している。

一方，一点鎖線で描かれている意識範囲Bは意識範囲Aとは異なっており，「生」という認知対象(ユニットI_0に対応)と「死」という認知対象(ユニットR_0に対応)を包含している。「生」と「死」は二者択一の概念であるので，2つのユニットは双安定部を構成している。

「生」は求めるもの，「死」は避けるものであり，「生」の価値は高く「死」のそれは低い。しかしながら，「死」は望まなくてもいずれ確実に迎えなければならないものである。「生」はたとえ望んでもいつまでも続くものではない。その意味から，もし生死について真剣に考えるならば「死」は「生」に比べてより現実的なものだと言える。このようなことから，図6.7では「死」を現実の認知対象(ユニットR_0に対応)とし，「生」を仮想の認知対象(ユニットI_0に対応)としている。そして，ユニットR_0に接続しているリンクの重み(w_{R0})を負の値，ユニットI_0に接続しているリンクの重み(w_{I0})を正の値にしている。このようにして，ユニットS，I_0，R_0も「苦しみのトライアングル」を形成している。

健康な生活をしているときは「死」を意識することはないが，病気や怪我をすると「死」が身近なものとなる。そのようなとき，心の中に「苦しみのトライアングル」の存在を自覚する。病気や怪我によって「生」に対する欲求は強まり，「生」に与える価値は非常に大きくなる。一方，「死」を拒否する気持ちも強まり，「死」に与える価値は非常に小さくなる。「生」と「死」に与える価値の差は，他のどのような2つの認知対象に与える価値の差よりも大きくなる。

「生」と「死」のことを念頭に置いて生きていると，これらによって生まれる心の苦しみに比べたとき，他のものによって発生する心の苦しみは相対的に小さいと言える。したがって，人がある認知対象に関わる心の苦しみを抱いていたとしても，意識を「生」と「死」に向けてそこでの心の苦しみを一度自覚すると，意識がもとの認知対象へ戻ったときの心の苦しみは，「生」と「死」が生み出す心の苦しみに比べて小さいと感じられるであろう。

このように，前述の言葉は，日常で忘れられがちな「生」とその逆の「死」にまで意識の範囲を拡大すれば，そこに現れるユニットS，I_0およびR_0からなる「苦しみのトライアングル」が意識の中で中心を占め，日常の中で生まれるユニットS，IおよびRからなる「苦しみのトライアングル」の方は隅に置かれた状況になる。これにより，一般の認知対象に起因する心の苦しみは相対的に軽減されることになる。

禅宗の修行道場には，木版とよばれる木製の厚い板が吊るされていて，それを木槌で叩いて音を出し，時刻を知らせる。それに書かれている言葉に，

生死事大，無常迅速

がある[72]。これは，《「生」と「死」の間に存在する自己のあり方を明らかにすることほど重要なことはない。時間はすぐに経過するので，怠けることなく励まなければならない》という意味をもつ。修行では心を1つの対象に向けて取り組むことが求められる。事あるごとに心が二者択一の概念の間で揺らいでいては，修行は進まない。この言葉でも「生」と「死」を持ち出して，上述したように，他の認知対象がつくる「苦しみのトライアングル」によって生じる心の揺らぎを抑えている。

6.3 善と悪

「善」と「悪」は道徳や倫理の領域で取り上げられる言葉であり概念である。これらは経典にも出てくる。たとえば『ダンマパダ』では，

すべて悪しきことをなさず，善いことを行ない，自己の心を浄めること――これが諸の仏の教えである。

と述べられている[58]。この言葉は，漢文の経典『法句経』では「諸悪莫作，諸善奉行，自浄其意，是諸仏教」という16文字で簡潔に表されている[73]。

「善いことをして，悪いことをしない」ということは誰でも知っている。小さな子供でさえも知っている。このようなわかりきった言葉がわざわざ経典の中で取り上げられていることは，一見すると不可解に思われる。

「善いことをして，悪いことをしない」という言葉を頭では知っていても，いざそれを実行しようとすると簡単ではない。そのため，経典にあえて明記されているという考え方もないではない。しかし，それだけであろうか。

「善いこと」とは何か，「悪いこと」とは何かという疑問も湧いてくる。物事には必ず両面があって，「善いこと」には悪い面もあり，逆に「悪いこと」には

善い面もある。同じことでも状況次第で「善いこと」になったり「悪いこと」になったりする。「善いこと」と「悪いこと」の判断はどのようにすればよいのか。

ここでは,「善いこと」は人々が普遍的に価値を置いていることがらであると考える。社会規範,良識,良心などに合致したことがらである。「悪いこと」はそれらに反することがらである。

注意すべきは,上に示した経典の言葉は,あくまでも,自己の心の安らぎを得るための実践項目として,宗教的観点から提示されていることである。人間関係を良好にし社会を安定させるために,道徳的・倫理的な観点から述べられているものではない。勧善懲悪を示しているものではない。道徳や倫理を通して人間関係が良好になり社会が安定すれば,人の心は安らぎを得る。しかしその安らぎは他者を通して得られる外的な安らぎである。ここでは,自己に閉じた安らぎ,内的な安らぎについて考察する。

そこで,この言葉の意味する内容をニューラルネットワークの立場からとらえてみることにする。そのためのニューラルネットワークを図6.8に示す。図6.8の左半分には,これまで述べてきた「苦しみのトライアングル」を配置している。自己(主体)に対応するユニットSがその中に含まれている。「悪いことをする(善いことをしない)」という認知対象はユニットXに対応し,これに相反する「悪いことをしない(善いことをする)」という認知対象はユニットYに対応すると考える。ユニットXとSの間の重みはw_{XS},ユニットYとSの間の重みはw_{YS}としている。ユニットXとYは双安定部を構成しているので,その間にあるリンクの重みw_Bは負の値である。

「善いこと」や「悪いこと」は,上述したように社会規範,良識,良心などに合致しているかどうかによって決まる。そこで,ニューラルネットワークを考えるうえで社会規範,良識,良心などを包含した1つの存在(心理学の分野で「超自我」とよばれているもの)を想定し,それに対応するユニットをニューラルネットワークの中に新たに導入する。図6.8ではそのユニットをMで表している。通常,人には社会規範,良識,良心などを尊重する気持ちが基本的にはあるので,人はこれらの存在を恒常的なものとしてとらえていると考えてよい。そこでユニットMも,ユニットSと同様に興奮状態を維持するものとし,その出力は$y_M = 1$とする。

ユニットMにユニットXおよびYを加えた3つのユニットの間には,これま

6.3 善と悪

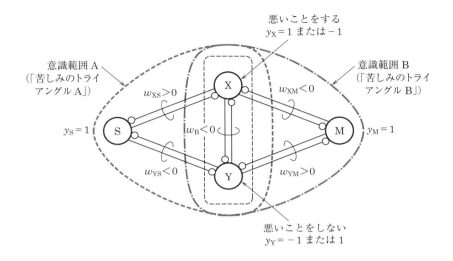

図6.8 善悪とニューラルネットワーク

で述べてきた「苦しみのトライアングル」と同様，三角形のニューラルネットワークを考えることができる。このニューラルネットワークを図6.8では右半分に示している。「悪いことをする」は社会規範，良識，良心などにとって負の価値をもつ認知対象である。このため，ユニットXとMの間にあるリンクの重みw_{XM}は負の値としている。同様に「悪いことをしない」は社会規範，良識，良心などにとって正の価値をもつ認知対象であるので，ユニットYとMの間では重みw_{YM}は正の値としている。

図6.8には，2つの意識範囲を，それぞれ破線および一点鎖線によって囲んだ領域で示している。意識範囲Aでは，自己の立場から2つの認知対象（「悪いことをする」と「悪いことをしない」）をとらえている。一方，意識範囲Bでは，社会規範，良識，良心などの立場からこれら2つの認知対象をとらえている。人間は通常，自己を基準にして物事をとらえる。そのときの意識はユニットSを包含した意識範囲Aにあると考えられる。しかし，社会規範，良識，良心などの立場から同じ物事をとらえることもある。そのとき，意識の範囲はユニットMを包含した意識範囲Bとなる。意識範囲Aに関わる「苦しみのトライアングル」を「苦しみのトライアングルA」，意識範囲Bに関わるそれを「苦しみのトライ

145

アングルB」とよぶことにする。

　ここでは，人が社会規範や良識に反して，個人的な欲求から「悪いことをする」ことに価値を見出している場合を取り上げる。逆に，社会規範や良識に沿って「善いことをする(悪いことをしない)」ことに価値を見出している場合には，心の苦しみが生じることはない。したがって，そのような場合についての考察はここでは除外する。

　そこでまず「悪いことをする」ことに価値を見出し，その誘惑に負けて「悪いことをする」ことを現実のものにした場合を考えてみよう。このときの心の状況をニューラルネットワークに反映させると，ユニットSとXの間にあるリンクの重みw_{XS}は正の値となり，ユニットSとYの間にあるリンクの重みw_{YS}は負の値となる。また，「悪いことをする」ことを現実のものにしたことから，ユニットXの出力は$y_X = 1$，ユニットYの出力は$y_Y = -1$となる。ユニットSの出力はこれまでどおり$y_S = 1$である。これらの状態および式(1-7)をもとにして考えると，ユニットXとSのペアは整合がとれた状態(不整合度：負)にあり，ユニットYとSのペアも同様に整合がとれた状態にあることがわかる。したがって，これらのペアからなる「苦しみのトライアングルA」は全体として整合がとれた状態にあると言える。

　一方，このときの「苦しみのトライアングルB」に目を転じてみる。ユニットMの出力が$y_M = 1$であり，重みについては前述したように$w_{XM} < 0$，$w_{YM} > 0$であることを考えると，ユニットXとMのペアは整合がとれていない状態(不整合度：正)にあり，ユニットYとMのペアも同様に整合がとれていない状態にある。このため，これらのペアからなる「苦しみのトライアングルB」は全体として整合がとれていない状態にあることになる。このようなことから，2つある「苦しみのトライアングル」のうち片方では整合がとれ他方では整合がとれていない状態にある。

　次に，個人的な欲求がもとで「悪いことをする」ことに価値を見つけ心を動かしながらも，社会規範や良識を意識して誘惑に勝ち，人が「悪いことをしない」ことを現実のものとしたとしよう。このようなとき，ユニットXの出力は$y_X = -1$，ユニットYの出力は$y_Y = 1$となる。そして，ユニットSの出力が$y_S = 1$であり，重みについては$w_{XS} > 0, w_{YS} < 0$であることを考えると，ユニットXとSのペアは整合がとれていない状態(不整合度：正)にあり，ユニットYと

Sのペアも同様に整合がとれていない状態にあることがわかる。したがって、これらのペアからなる「苦しみのトライアングルA」は全体として整合がとれていない状態にあると言える。

一方、ユニットMの出力が$y_M = 1$であり、重みについては$w_{XM} < 0$, $w_{YM} > 0$であることを考えると、ユニットXとMのペアは整合がとれた状態（不整合度：負）にあり、ユニットYとユニットMのペアも同様に整合がとれた状態にある。このため、これらのペアからなる「苦しみのトライアングルB」は全体として整合がとれた状態にあることになる。このようなことから、この場合においても2つある「苦しみのトライアングル」のうち、片方では整合がとれ他方では整合がとれていない状態にある。

上述したことを整理すると表6.1のようになる。欲求がもとで「悪いことをする」ことに価値を見つけた人が、「悪いことをする」ことを現実のものとしたときと「悪いことをしない」ことを現実のものとしたときとでは、不整合となる「苦しみのトライアングル」が入れ替わる。つまり、心の苦しみを引き起こす「苦しみのトライアングル」がAとBの間で入れ替わる。

2つある「苦しみのトライアングル」のうち片方が整合のとれていない状態にあり、他方が整合のとれている状態であるという点では、表6.1で示す2つの状況は共通しており、ネットワーク全体の不整合度は同じかまたは近い値になると考えられる。しかしながら、リンクがもつ重みの変化に着目すると両者の間には違いのあることがわかる。「苦しみのトライアングルA」に含まれている重みw_{XS}, w_{YS}は、個人の欲求によって決まる価値に対応しており、人の心の

表6.1 善悪の行動に関わる現実の状況と2つの「苦しみのトライアングル」の関係

現実の状況	「苦しみのトライアングルA」	「苦しみのトライアングルB」	不整合部分の整合化
悪いことをする（善いことをしない）	整合	不整合	困難
悪いことをしない（善いことをする）	不整合	整合	容易

状態次第では値が変化する可能性を有している。一方,「苦しみのトライアングルB」に含まれている重みw_XM, w_YMは社会規範や良識によって決まる価値に対応しているので,これらの値が変化することはほとんどない。

そこで,表6.1に示す2つの状況のうち「悪いことをしない」ことを現実のものとした場合を考えてみよう。このとき,ユニットSの出力は$y_\mathrm{S} = 1$,ユニットXおよびユニットYの出力はそれぞれ$y_\mathrm{X} = -1$および$y_\mathrm{Y} = 1$である。重みの振る舞いに注目すると,1.5節で示したHebbの法則に従って重みw_XSは減少しw_YSは増加することになる。この状況が長く続くと,重みw_XSは当初,正の値をとっていたものの,符号が反転して負の値をとることもあり得る。また,重みw_YSは増加し,負の値から正の値に転じる可能性もある。このような結果,ネットワーク全体の不整合度は減少する。つまり心の苦しみは減少する。

次に,逆に「悪いことをする」ことを現実のものとした場合を考えてみよう。このとき,ユニットSの出力は$y_\mathrm{S} = 1$,ユニットXおよびYの出力はそれぞれ$y_\mathrm{X} = 1$および$y_\mathrm{Y} = -1$である。Hebbの法則に従って重みw_XSは増加しw_YSは減少することになる。ただし,もともとw_XSの値は正,w_YSの値は負であるので,これらの重みに残されている変化量は小さい。符号が反転するようなこともない。ネットワーク全体の不整合度はさほど変化することなく,心の苦しみもあまり変化せず持続する。

ニューラルネットワークモデルを用いて行った以上の分析からわかるように,「悪いことをしない」と「悪いことをする」のうちどちらを選んだかによって,事後における心の苦しみの変化に違いが見られる。人がたとえ欲求に惑わされて「悪いことをする」ことに価値を置くことがあっても,それに打ち勝ち「悪いことをしない」を選んでそのように行動すれば,時間の経過の中で見ると,心の苦しみを減少させることが可能である。冒頭に示した経典の言葉の中にある「自己の心を浄める」がそのことを指していると考えられる。つまり,経典の言葉は単なる勧善懲悪を示しているのではなく,自分自身の心の安らぎを得る方法を示しているのである。

最後に,冒頭の言葉と同じ主旨の言葉が『ウダーナヴァルガ』にも見られるのでそれを引用しておく[58]。

**　　みずから悪をなすならば,つねに自分が汚れる。みずから悪をなさない**

ならば，自分が浄(きよ)まる。

6.4 自　我

　人が自らを外界から区別する心理的なはたらきをわれわれは自我とよんでいる。『スッタニパータ』の中にも自我という言葉が見られる[52]。

　　つねによく気をつけ，自我に固執する見解をうち破って，世界を空(くう)なりと観ぜよ。

　自己を外界から切り離そうとする意識が自我意識である。そして，自我意識は自己を肯定し自己を安定的に維持しようとする心理へとつながる。
　3章および4章で示した「苦しみのトライアングル」では，人を安定的に維持しようとする心理的・生理的メカニズムを単純化して，それを1つのユニットによって表現した。図3.2などで示しているユニットSがそれである。このことから，ユニットSは自我と深く関わりをもっていると言える。したがって，自我は心の苦しみと深く関わっていることになる。本節では，この自我についてニューラルネットワークの立場から考えてみる。
　ここでは，モデルを脳内のネットワークにできるだけ近づけるため，「苦しみのトライアングル」を拡張しユニットの数を増やしたニューラルネットワークを取り上げる。具体的には1.10節で考察した相互結合型ニューラルネットワークを取り上げる。1.10節では，ユニットの個数がきわめて多いニューラルネットワークの動作状態と不整合度の関係を図1.22によって示した。図1.22には不整合度が最小となる極小点P_1がある。この点の周辺を拡大して描いたものが図6.9である（本章末尾の〔注〕参照）。球体は，極小点P_1の近傍にあるどの位置に存在していても，常に極小点P_1を目指して傾斜を移動する。これは，ニューラルネットワークの動作状態が，内部のリンクによって決まる特定の状態に向けて遷移していくことを意味している。自己を守り自己に執着する自我の心理は，ニューラルネットワークに見られるこの現象に結びついていると考えられる。
　人は，与えられた内的および外的条件のもとで，最良と思われる行動を無意

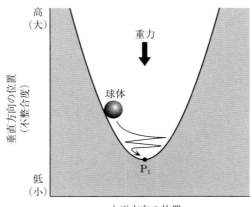

図6.9　極小点付近における球体の動きと自我の意識

識的に選択する。身近な例を挙げると，通勤などで急いでいるときには，駅までの最も近い経路を選んで歩こうとする。気分転換したいという思いがあったり，あるいは身体に負荷をかけて運動を兼ねて歩きたいという思いがあったりすると，それぞれの思いに最も適した経路を選んで歩く。このように，最良と思われる行動を無意識に選ぶ心理は，自我の1つの現れと考えられる。

一般に，最良と思われる選択肢というものは，心の苦しみが最も小さい選択肢であると見なすことができる。図6.9で示している動作状態の遷移においても，球体の向かう極小点P_1は心の苦しみ（不整合度）が最も小さい位置である。

ニューラルネットワークの構造は人それぞれである。したがって，心の苦しみが最も小さくなるニューラルネットワークの動作状態も人それぞれであると言える。つまり，自我も人それぞれである。現実の外界が，ある人にとって心の苦しみが最も小さくなる状況にあるとしても，他の人にとっては必ずしもそうではない。

自我というと，人にとって核となる心理であり容易には解明できない心理のように思われる。しかし，上のようにニューラルネットワークによって解釈す

150

ると，ニューラルネットワークの動作状態の単なる極小点に過ぎない。人は，「自分は◯◯である」とか「◯◯は自分の所有物である」とか，自我をベースに物事を考えがちである。しかし，そのときの自我がニューラルネットワークの極小点でしかないと思うと，自分への思い入れが薄れ，こだわりも軽減されるのではないだろうか。

自我のメカニズムが上述したようなものであると知ることは，自我を客観視することであり，前述の経典の言葉にある「自我に固執する見解」をうち破る一助になると思われる。

6.5 智慧と無明(むみょう)

仏教では，5章で述べたように，心の苦しみから離脱するための6つの実践項目「六波羅蜜」を設けている。そのうちの5つの項目（布施，持戒，忍辱，精進，禅定）については，「苦しみのトライアングル」の立場から5章において考察した。ここでは，最後の項目である「智慧」について，拡張したニューラルネットワークの立場から考えてみる。

『スッタニパータ』に，

智慧によって解脱(げだつ)した人には，迷いが存在しない。

という言葉がある[52]。智慧は，「六波羅蜜」の中で順番としては最後に位置づけられている。智慧という語の代わりに，古代インドの言葉を音訳した「般若(はんにゃ)」という語を用いることもある。人間の内界（精神界）と外界（物質界）を同時にとらえながら，これらを分析的に観察して真理を見出し，それを身につけることを指している。智慧の内容は，心の苦しみを減らし安らぎを獲得するための理論や行動規範，知識だけではなく，体験も通して幅広く身につけるべき真理であると考えられる。このように考えると，本書のようにニューラルネットワークの立場から心の苦しみのメカニズムをとらえることも，智慧を得るための1つの手段と言えるのではないだろうか。

同じく，『スッタニパータ』には，

どんな苦しみが生ずるのでも，すべて無明に縁って起こるのである。

という言葉もある[52]．仏教では智慧のない状態を「無明」とよんでいる．無明は心の苦しみの根源とされている．逆に，心の安らぎを獲得するには智慧が必要とされる．それでは，智慧や無明はニューラルネットワークの立場からどのようにとらえることができるであろうか．

図1.20および図1.21をもとに考えてみよう．図1.20で示した相互結合型ニューラルネットワークでは，5つのユニットのうちの4つは動作が固定しておらず，他のユニットから伝わってくる入力信号の大きさに応じて興奮状態と抑制状態を自由に取れるものとしていた．その結果，ニューラルネットワークの動作状態は時間とともに遷移し，最終的にはある安定状態に留まる．遷移は不整合度が小さくなる方向に進むので，安定状態において不整合度は極小値をとる．図1.20の例では，複数ある極小値のうち最小のものが -0.125 であり，状態遷移を表したのが図1.21であった．

ここで，ニューラルネットワークの動作状態にさらに制約を設けてみよう．その例として，図1.20と同じくユニットEの出力を $y_E = 1$ とするほかに，ユニットAの動作も固定し出力を $y_A = -1$ としてみる．つまり，動作状態が自由に変化できるのは，ユニットB, CおよびDの3ユニットとする．このとき，ニューラルネットワークのとる状態は図1.21に比べて半減し，図6.10の濃く表された部分のようになる．図6.10に表1.3の結果を当てはめればわかるように，複数ある極小値のうち最小のものは -0.065 (動作状態⑭)となる．この値は，ユニットAの動作を固定しないもとの場合の値(-0.125)に比べて大きい．

以上のことは何を意味しているのであろうか．人が物事を考えるとき，認知対象を固定的にとらえたり，あるいは単純に無視したりすると，そのときに得られる心の安定状態は，最も心の安らぐ状態とは必ずしも言えないことを意味している．つまり，物事を決めつけて考えたり物事を狭い視野でとらえたりすると，真の意味で心の安らぎは得られないことを意味している．心の安らぎを得るためには，思考の「枠」は外さなければならない[74]．

物事を決めつけて考えたり物事を狭い視野でとらえたりする状態は，智慧の乏しい状態であり，逆に言えばそれが無明の状態である．前述した宮沢賢治の

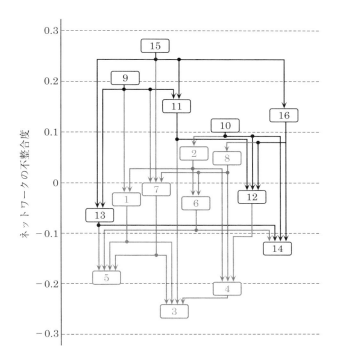

図6.10　相互結合型ニューラルネットワークにおける動作状態の遷移（付加条件あり）

詩「雨ニモマケズ」の中に「ヨクミキキシワカリ／ソシテワスレズ」という語句がある。多くのことがらを認知対象として取り込んでおくことの大切さが示されていると言える。

　図1.22の場合と同じ考え方で図6.10を一般化して表現すると，図6.11のようになる。図6.11の破線は，図6.10の濃く表された部分に対応しており，智慧に乏しく無明の状態を表している。実線は，図6.10の薄く表された部分を含めた全体に対応しており，智慧を得て無明から脱した状態を表している。智慧を得たときの球体は，得ていないときよりも下の位置にある。智慧を得ることによって不整合度が低下し，それによって心の苦しみが減ることを示している。

　上で取り上げた相互結合型ニューラルネットワークのモデル（図1.20）は，外部から分離された単独のニューラルネットワークであった。そしてリンクの重

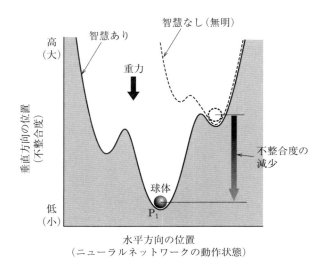

図6.11　智慧の有無とニューラルネットワークの状態遷移

みは固定していると見なしていた．しかし，実際の脳においては，ニューロンがつくるネットワークはそのようなものではない．外界からの影響を受けて，ニューラルネットワークの動作状態は常に変化する．それに応じて，ニューロンを結合するシナプスはゆるやかにではあるが時間とともに変化していく．つまり，脳の中のニューロンがつくるネットワークは動的で柔軟なものである．

いま，**図6.11**において，ニューラルネッワークが「智慧あり」の状態にあり，動作状態が点P_1にあったとしよう．ところが，経験したことがない新たな状況に人が遭遇し，それに対応しなければならなくなったとすると，それまで考慮されていなかった認知対象のユニットがニューラルネットワークに加わることになるので，この図の曲線の形状はそれまでとは異なったものとなる．したがって，そこでの最適な動作状態は，もとの点P_1とは異なる新たな状態に変わることになる．もとの最適状態と新たな最適状態を比較して，前者における不整合度が後者よりも小さい場合には，人は前者に大きな価値を与え，後者には小さな価値を与えることになる．それによって，4章で示した「苦しみのトライアングル」における意識の切り替えと同じ現象がこのニューラルネットワークにおいても生じると考えられる．つまり，もとの最適状態が仮想の認知対象

(図4.1のユニットIに対応)となり，新しい最適状態が現実の認知対象(図4.1のユニットRに対応)となって，意識がこれらの間で切り替わることになる。このような現象が生じるのを抑え，意識を現実の認知対象に向けることができれば，4章で述べたように不整合度は時間とともに減少し心の安らぎを得ることができる。

円覚寺の横田南嶺管長は著書の中で，

> あるときのシンポジウムで，「悟りというものは1回切りではないのか，どうして白隠禅師はこんなに何度も悟ったといっているのか」という質問を受けました。私はそのときにこう答えました。
> 悟りというものは必ず迷いがあって悟りがあるのです。問題があって解決があるのと同じです。迷いも問題もないのに突然悟るということはないといっていい。明確な迷いや問題があって，それに対する悟りや解決があるわけです。

と述べておられる[75]。この言葉の中にある「迷い」を現実の認知対象と仮想の認知対象に向かう意識の切り替えととらえ，「悟り」を現実の認知対象に向けた意識の維持ととらえると，上で示したニューラルネットワークの動作は，この言葉に関連づけることができるのではないだろうか。

6.6 唯 識

仏教がインドで生まれわが国に伝わるまでには，思想のうえで種々の流れがあった。それらの多くは，思想基盤を世界観に置いて組み立てられていた。縁起思想はその代表的なものであり，われわれが感受する諸現象は相互に関連性をもって生起しているという考え方である。これに対して，同じ仏教の流れの中にあって，唯識思想はユニークな位置を占めていた[76][77]。唯識思想では人間の内界である深層心理に基盤を置いて理論が組み立てられている。本節では，唯識思想と対比させながらニューラルネットワークをとらえてみる。

(1) 三　性

　唯識思想が示す考え方の1つに「三性」がある。人が心を通して事象をとらえるとき，心は3つの性質を示すとされている。それらは「偏計所執性」，「依他起性」，「円成実性」とよばれている。

　「偏計所執性」とは，事象を分別（「A」か「Aでない」かを区別すること）によって認知するとともに，その結果に執着する心の性質である。たとえば，蜜柑を他の果物から区別することで認知し，1つの固定化した概念としてとらえることである。「依他起性」とは，認知した事象が相互に関連し依存していることを知る心の性質である。たとえば，蜜柑という存在は水や日光や養分などの存在に依存していると認知することである。「円成実性」は，完成された心において得られる究極の性質であり，「依他起性」からその中に含まれる「偏計所執性」の要素を排除して得られる性質である。（「依他起性」の中には，その名称に「他」という語が含まれていることからわかるように，「自」と「他」の概念が暗に内包されている。これは，「依他起性」の中に埋もれている「偏計所執性」の要素であるといえる）。

　この「三性」をニューラルネットワークの立場からとらえると，まず「偏計所執性」は2つのユニットを結合して得られる双安定ニューラルネットワーク（1.7節参照）の動作に対応していると言える。分別し執着するという「偏計所執性」の性質は，中間的な状態を否定し両極にあるいずれかの状態をとるとともに，一度その状態が決まると，たとえ状況に多少の変化が生じてもそれに追随せずその状態を維持する性質である。この性質はまさに双安定ニューラルネットワークの動作と一致する。これは「苦しみのトライアングル」の双安定部の動作でもある。

　次に，「依他起性」は事象の関連性・相互依存性を知る性質であるので，これは認知対象間のつながりを知る性質であると言える。つまりユニットをリンクで結合することによってつくられているニューラルネットワークに対応していると考えられる。

　以上のように考えると，最後の「円成実性」はどのように見なせば良いであろうか。前述したように，「依他起性」からその中に含まれる「偏計所執性」の要素を排除して得られる性質が「円成実性」である。このことを考えると，双安定部を排除したニューラルネットワーク，つまり「苦しみのトライアングル」を内部に有していないニューラルネットワークが「円成実性」に対応していると言える。その意味で，「円成実性」によって苦しみのない究極の心が実現さ

れることになる。

　安らぎを得ることができるニューラルネットワークとして，すでに図6.3および図6.6を示した。これらのネットワークの中には「苦しみのトライアングル」は存在しない。このことは上で述べたことに符合している。

(2) 八　識

　唯識思想では，事象を感受し認知する心のはたらきを「六識」という言葉で総称している。「六識」は「眼識」，「耳識」，「鼻識」，「舌識」，「身識」，「意識」からなる。これらの言葉からわかるように，五感に直結した5つの認知機能のほかに，それらをもとにして概念を構築する機能を加えて全部で6つの心の機能が「六識」としてとらえられている。唯識思想は，これら「六識」よりさらに深い心の領域にも踏み込み，新たに2つの機能を挙げている。「末那識」および「阿頼耶識」である。末那識は人の欲望と関わりをもつ心のはたらきであり，人の情動や行動にも結びついている。阿頼耶識は人の心の最も深い領域であり，過去の経験を蓄積しながら心身を恒常的に維持している部分と言える。「六識」に「末那識」，「阿頼耶識」を加えたものは「八識」と総称される。

　このような8つの「識」を3章で示した脳の基本モデル（図3.1）に対応づけて考えると，その関係は図6.12のように表すことができよう。まず，「六識」は認知領域に属するユニット群に対応づけることができる。これらのユニットは五感やそれをもとにした概念に相当しており，それらは唯識思想で言われている「六識」に深く関わっているからである。次に「末那識」は欲望や情動と関わっており，それらは認知対象がもつ価値によって引き起こされると考えてよい。脳のモデルでは，価値は結合領域にあるリンクがもつ重みによって表されている。したがって，「末那識」は結合領域に対応していると見なすことができる。最後に「阿頼耶識」は，身体や生理とも関わりをもつ心の潜在的な部分である。外界とは直接的にはつながっていないため，無意識的で定常的な部分でもある。そのような意味で「阿頼耶識」は，脳のモデルの中の定常領域に相当すると言える。

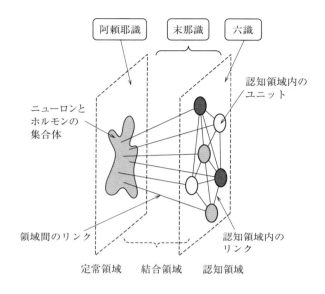

図6.12　脳の基本モデルと八識の関係

(3) 四　智

　仏教の実践項目である「六波羅蜜」の1つに「智慧」があることは前節で述べた。この智慧について唯識思想が提示した考え方に「四智」がある。これは，智慧を，次のように4つの具体的な内容に展開したものである。

　大円鏡智（だいえんきょうち）　広い視野で物事をありのままに受け入れることができる智慧
　平等性智（びょうどうしょうち）　差別することなく物事を等しく受け入れることができる智慧
　妙観察智（みょうかんさっち）　物事の特徴や本質を観ることができる智慧
　成所作智（じょうしょさち）　物事を適切に判断し行動に結びつけることができる智慧

　外界からの入力情報を識別し，それを処理した結果を新たな情報として出力したり行動に結びつけたりするニューラルネットワークとして，多層型ニューラルネットワークがあることはすでに1章で述べた。上述した「四智」は，この多層型ニューラルネットワークをもとにして考えると理解しやすい。3つの層

6.6 唯　識

からなるニューラルネットワーク(**図1.13**)を拡張して，一般的な多層型ニューラルネットワークを図示すると**図6.13**のようになる．入力情報は，左端に配列されている複数のユニットA_1, A_2, ……, A_nからニューラルネットワークに入る．この配列を入力層とよぶことにする．右端に配列されている複数のユニットD_1, D_2, ……, D_qからはニューラルネットワークの内部で処理された結果が出力情報として出る．この配列を出力層とよぶことにする．そして，入力層と出力層の間にある層を中間層とよぶことにする．図6.13では，ユニットB_1, B_2, ……, B_mからなる層やユニットC_1, C_2, ……, C_pからなる層が中間層である．ここでは中間層の中心部分は省略している．それぞれのユニットでは，左隣の層から入ってきた情報を処理し，その結果を右側の層へ伝える．ネットワーク全体の処理は，1つの層内のユニット数や層の数が増えるほど，より複雑で微細なものとなる．

　このニューラルネットワークモデルをもとにして，上述した「四智」を考えてみる．まず「大円鏡智」は，できる限り多くの情報を正しく取り入れることを意味している．これは，多層型ニューラルネットワークモデルの入力層のユニット数を増やし，入力を忠実に受け入れることに相当する．次に「平等正智」は，主観を交えないであらゆる情報を等しく取り入れることを意味している．

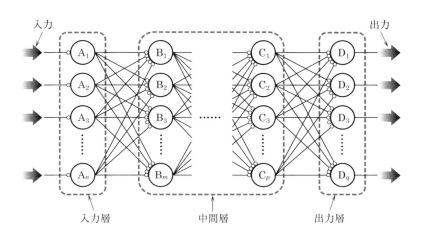

図6.13　多層型ニューラルネットワーク

これは，多層型ニューラルネットワークの入力層において，ユニット間に差を設けないことに相当する。つまり，入力層にあるすべてのユニットを均等に動作させるとともに，それらの出力を等しく中間層へ導くことである。「妙観察智」は，情報の分析を的確に行うことを意味している。これは，多層型ニューラルネットワークにおいて情報の処理を行う中間層の機能を充実させることに相当する。中間層のユニットやリンクの数を増やすことである。最後に「成所作智」は，取り入れた情報に対する処理結果を，適切な判断や行動に結びつけることを意味している。出力層にあるユニットはそれぞれ異なった判断や行動に対応しているので，「成所作智」は出力層にあるユニット数を増やし適切に動作させることに相当する。

このように考えて見ると，「四智」を獲得することは，完成された理想的な多層型ニューラルネットワークを自分の中に実現することであると言える。

唯識思想には「転識得智」という考え方がある[78]。これは，本節の(2)で述べた「八識」，つまり「眼識」，「耳識」，「鼻識」，「舌識」，「身識」，「意識」，「末那識」，「阿頼耶識」を転換して，上述した「四智」，つまり「大円鏡智」，「平等性智」，「妙観察智」，「成所作智」を得ることにより，安らかな心を獲得することを意味している。前者の「八識」は，図6.12で示したように，脳の基本モデルに対応づけることができる。これは，3章で述べたように「苦しみのトライアングル」のもとになっているモデルである。そして，多くのユニットが相互に結合していることから，相互結合型ネットワークの一種であると見なせる。一方，後者の「四智」に対応していると考えられるニューラルネットワークは，前述したように図6.13で示した多層型ネットワークである。

このように考えると，「転識得智」とは，相互結合型になっているニューラルネットワークを多層型に転じること，あるいは相互結合型ニューラルネットワークに重きを置いた動作から多層型ニューラルネットワークに重きを置いた動作へと転じることと解釈できる。相互結合型ネットワークは心の苦しみに結びつくネットワークの形態であり，多層型ネットワークは智慧を得て安らかな心を生むネットワークの形態であるということを暗に意味しているとも考えられる。

ネットワーク内の信号の流れを見ると，相互結合型ネットワークでは，信号が内部を行き来し，一度生じた信号はその影響を内部に留める。これは池や沼の中の水の動きにたとえることができよう。池や沼の水は滞り汚れやすい。他方，多層型ネットワークでは，信号が片方に移動するだけであり，留まることはない。川に沿った水の流れにたとえることができる。川の水は流れて清らかである。このようなたとえで2つのニューラルネットワークをとらえてみると，上で示した「転識得智」という考え方は，池や沼に手を加えて川に変え，水に流れを確保することとして比喩的にとらえることができよう。

本書では人間の脳にあるニューロンのネットワークをモデル化して話を進めている。ここで，人間という枠を離れて動物一般にまで議論の対象を拡大してみよう。人間以外の動物も脳をもってはいるものの，人間のように悩みを抱えることはないようである。たとえば，犬は病気や怪我をしても人間のように不安を抱く素振りは見られない。心に苦しみがあるようには見えず，泰然としている[67]。上述したように相互結合型ニューラルネットワークが心の苦しみと結びつき，多層形ニューラルネットワークは心の安らぎに結びついているとすると，人間以外の動物の脳においては多層型ニューラルネットワークが中心的な位置を占めており，人間では多層型に加えて相互結合型ニューラルネットワークも重要な役割を担っていると考えられる。このことを示しているのが**図6.14**である。

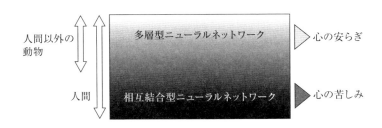

図6.14　ニューラルネットワーク構造の比較

6章 仏教による心の安らぎとニューラルネットワーク

　同じ人間ではあっても幼児の場合は状況が違っている。幼児には大人のように不安を抱いたり後悔をしたりする様子は見られない。感情を直接的に表現するが，それを他の経験や知識と関連づけて複雑化することはない。心の苦しみからは遠い位置にある。このことを**図6.14**に照らし合わせると，幼児のニューラルネットワークは動物のそれに近く，多層型ニューラルネットワークであると言えよう。鈴木大拙は『禅とは何か』の中で，

> **宗教問題などでも，畢竟(ひっきょう)するところは，こどものような無邪気なところに帰すると言ってよい。そこに一展開があるのである。**

と述べている[79]。このことも上で述べたことに対応づけることができよう。

　本書ではこれまで，主として，相互結合型ニューラルネットワークに基づく心の苦しみの発生メカニズムと初期仏教で示されている教えとを対比しながら考察してきた(「苦しみのトライアングル」は，相互結合型ニューラルネットワークのうち構造が簡単なものの1つである)。注目すべきは，相互結合型ニューラルネットワークに見られる次の振る舞いである。

① ニューラルネットワーク内にある複数のユニットの動作状態が変化する際，その変化は不整合度が減少する方向へ生じる(**図1.21**参照)。
② 2つのユニットを結合するリンクの重みがHebbの法則に従って変化する際，その変化は不整合度が減少する方向へ生じる(**図1.18**参照)。

つまり，ニューラルネットワークでは，外部からの入力やノイズがなければ，内部にあるユニットの動作状態やリンクの重みは，不整合度が減少する方向へ自然に変化していく。このことは言い換えれば，心の苦しみや安らぎに関わっているニューラルネットワークの内部状態は，心の苦しみが減少する方向に変化するということになる。

　相互結合型ニューラルネットワークのこのような性質を，単に「性質」ととらえたり「法則に従っているもの」と見なしたりすることは可能である。しかし，不整合度(心の苦しみ)が，増大するのではなく減少する方向におのずから変化することは，注目すべきことではないだろうか。人の脳の中でニューロンが形

づくっているネットワークは，幸いにも，心の苦しみが減少するようにつくられていると考えてよい。江戸時代の僧である白隠が作った『坐禅和讃』の中で，

衆生本来仏なり

と述べている[62]。これは，その意味を《人には心が安らかになれるニューラルネットワークが本来備わっている》と解釈するならば，上述したことに符合すると言える。

ニューラルネットワークがもつこのような性質を，単に科学的に見出される性質として人が見るのであれば，話はそこまでで終わってしまう。しかし，その性質の中にもしある種の神秘的なものを感じるならば，そのときの気持ちは宗教において超越的なものを崇める気持ちと類似したものになるのではないだろうか。

鎌倉時代の僧である親鸞は，『歎異鈔』から引用すると，

いよいよ大悲大願はたのもしく，往生は決定と存じさふらへ

と述べている[80]。この意味を《大きな救済は頼るに足るものであり，間違いなくどのような人も心の安らぎの世界に行くことができると考えなさい》と解釈するならば，そこでの救済はニューラルネットワークに備わっている上述した性質とも受け取ることができよう。

心の苦しみが減少するようにつくられているニューラルネットワークではあるが，何もせず放置したままでそのようになるわけではない。ニューラルネットワークでは，外部からの信号やノイズによって動作状態が時々刻々変化する。リンクの重みは，各状態に適したように変化していく。ある状態に適している重みの値は，状態が変われば適さなくなってしまう。これによって，心の苦しみも変化し，減少だけでなく増加することもある。ニューラルネットワークが心の苦しみに関してもっている性質を引き出すには，その動作に注意を払わなければならない。

6.7　心の観察

「苦しみのトライアングル」によって心の苦しみが生まれることを3章および4章で述べた。そして，6.2節では，意識の範囲が「苦しみのトライアングル」に向かうのを避けるための1つの方法として，人生の究極の問題であり誰しも立ち向かわざるをえない重要な問題である「生」と「死」に意識の範囲を振り向けることを取り上げた。

『スッタニパータ』では他の方法も示されている[52]。

> 『これは苦しみである。これは苦しみの原因である』というのが，一つの観察〔法〕である。『これは苦しみの消滅である。これは苦しみの消滅に至る道である』というのが第二の観察〔法〕である。修行僧たちよ，このように二種〔の観察法〕を正しく観察して，怠らず，つとめ励んで，専心している修行僧にとっては(中略)果報が期待され得る。

ここで取り上げられているのは，「四諦(したい)」という言葉で総称されている「苦」(苦しみ)，「集」(苦しみの原因)，「滅」(苦しみの消滅)，「道」(苦しみを消滅させるための実践方法)であり，これらをそれぞれ観察することが勧められている。意識の範囲を苦しんでいる自分の心そのものに振り向け，自分の心を客観的に観察・分析していく作業が示されている。これによって苦しみに心が振り回されるのを避けることができる。そしてさらには，分析を通して問題点を見出し，それを解決することによって苦しみから離脱することが可能となる。

このような心の観察と分析は，本書で示している「苦しみのトライアングル」をイメージしながら進めると，容易に行うことができるのではないだろうか。自分の心を「苦しみのトライアングル」の構成要素に対応づけながら分析することは，上の引用文の中の「苦しみの原因」(「集」)を観察することに相当するからである。〈いまの心の状況では，○○が「苦しみのトライアングル」のユニットIに対応しており，○○がユニットRに対応している。また○○が重みw_Iであり，○○が重みw_Rに対応している。不整合度U_TRと重みw_Iおよびw_Rの関係を示す図3.16によれば，w_Iを減少させw_Rを増加させればよい。そのためには，○○や○○に関わる自分の思いを見直さなければならない。そのためにはどの

ようにすればよいであろうか〉といった筋道で心の観察と分析をすることができる。

　「苦しみのトライアングル」をイメージしながら自身の心を観察し分析している状況を，ニューラルネットワークのモデルによって表すと，図6.15のようになる。主体がもし意識を意識の範囲A(「苦しみのトライアングル」を包む)のみに向けていたとすると，そのときの主体は「苦しみのトライアングル」によって苦しみに振り回されているといえる。しかし図6.15では，主体が意識を意識範囲Aから意識範囲B(ユニットCを包む)に転換した状態を示している。ここでユニットCに対応している認知対象は，主体自身によって客観視されている主体自身の「苦しみのトライアングル」である。

　このように，意識を自身の「苦しみのトライアングル」に向け，その構成要素を点検・修正していくことは，電気回路でよく用いる「フィードバック(帰還)」の技術に似ている。「フィードバック」とは，電気回路の出力の一部を入力側に返すことによって電気回路の動作を安定化させる技術である[81]。心の苦しみの発生源である「苦しみのトライアングル」を心にイメージしてそれに修正を施すことは，一種の「フィードバック」と見なすことができよう。そのことを図6.15では左方に向かう矢印で表している。

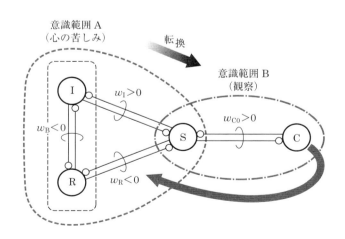

図6.15　意識の向かう範囲の転換とフィードバック

7世紀の中国で盛んになった禅仏教の中で，その流れを築くうえで重要な役割を担った僧に慧能という人物がいる。彼が述べた言葉が『六祖壇経』という書物の中にまとめられている[82]。その中に次の言葉がある。

> 外(そと)一切善悪の境界に於て，心念起こらざるを，名づけて坐と為(な)す。内(うち)自性をみて動ぜざるを，名づけて禅と為(な)す。

この言葉の意味は，《外界に関しては，善悪のような二律背反的なすべての認知対象に対して思念を起こさないことを，名づけて坐とする。内界に関しては，自分の本質のみを見て他へ思念を向けないことを，名づけて禅とする》である。この言葉の中で「自性をみて動ぜざる」という語句は，自分の心の深奥を観察し続けるという意味に解釈することができる。

『六祖壇経』の中には，「見自性」，「見性」，「見仏性」という語が頻繁に出てくる。これらはすべて同じ意味をもつ語として理解してよいであろう。自分の心を観察・分析し，苦しみの原因となっている要素を1つずつそぎ落として，最後に辿り着く究極の本性を見て取ることと解釈できよう。

禅仏教の修行で取り組むべきことがらに「己事究明」がある[83]。この語も，「自性を見」ること，つまり自分自身の心を深く観察することを意味していると考えられる。

〔注〕

　ニューラルネットワークの動作状態と不整合度の関係を示す**図1.22**には，3つの極小点（点P_1, P_2, P_3）が存在する。いずれの点においても曲面が凹型になっているので，重力のはたらきを受けた球体は，これらの点のいずれかに留まる。ただし，4.1節で述べたノイズの存在を仮定すると状況は異なってくる。ノイズが存在することは，ニューラルネットワークの動作状態に不規則な変動が生じることに相当する。**図1.22**でそれを表現しようとすると，球体に不規則な横方向の変位（振動）を与えることになる。そのとき，点P_2あるいはP_3に存在している球体は，周辺にある凸型曲面を乗り越え，点P_1へ移動する可能性がある。逆に，点P_1に存在している球体は点P_2あるいはP_3へ移動する可能性がある。ただし，各極小点の縦方向における位置エネルギーの差を考慮すると，前者の確率の方が後者より大きくなる。つまり，点P_1の周辺に存在した球体はいつまでもそこに留まる可能性が大きい。したがって，球体の位置を考えるときには，近似的に点P_1の周辺のみに着目すればよいといえる。

むすび

　本書では，人体において情報処理や情報伝達の役割を担っているニューロンの立場から，心の苦しみや安らぎの発生メカニズムついて考察した。ニューロンをユニットに，シナプスをリンクに置き換えたニューラルネットワークモデルをもとに考察を進めた。本書の内容を改めて要約すると次のようになる。

（1）　認知科学の分野で心の苦しみに関わる現象として知られている認知的不協和を，3つのユニットとそれらを結合するリンクからなる単純なニューラルネットワークモデルをもとにして，理論的に表現した。そのモデルを「苦しみのトライアングル」とよぶことにした。

（2）　ニューラルネットワークを構成するユニットとリンクをもとにして定義した不整合度を「苦しみのトライアングル」に適用することによって，認知的不協和や心の苦しみの度合いを示すことができた。

（3）　認知的不協和に関するいくつかの実験結果を，「苦しみのトライアングル」の動作をもとにして説明することができた。このことから，このモデルが実験結果に沿うものであることが明らかになった。

（4）　人は，現実の中で心に苦しみを抱えていると，苦しみのない状況を想像することが多い。こうして現実と仮想の間で心が揺らぐと，苦しみが増大したり持続したりすることが経験的に知られている。この現象を「苦しみのトライアングル」によって説明できた。

（5）　本書で提案している「苦しみのトライアングル」の妥当性をより確かなものにするため，初期仏教で説かれている心の苦しみに関わる種々の教え

を，「苦しみのトライアングル」に当てはめて考察した。その結果，仏教の主要な教えを「苦しみのトライアングル」に基づいて解釈できることがわかった。これによって「苦しみのトライアングル」の妥当性がより確かなものになった。

(6) 「苦しみのトライアングル」を拡張した規模の大きなニューラルネットワークモデルをもとにして，心の苦しみや安らぎと関わりの深い概念である「自我」や「智慧」などについて考察した。心の苦しみには相互結合型ネットワークが関わっていることを示した。

　心は，自分のものであるにもかかわらずとらえどころのないものである。そのため，心の苦しみを分析したり制御したりすることは難しい。本書では，「苦しみのトライアングル」とよぶニューラルネットワークモデルを用いることにより，心の苦しみを可視化することができた。このことにより，自分が心の苦しみを経験しているとき，その苦しみを客観視できるようになる。そして冷静に心の苦しみと対峙（たいじ）でき，苦しんでいる自分と向き合うことができる。心の苦しみのメカニズムを知ることで，心の苦しみに苦しまなくてすむようになる。

　著者は中学生の時，新聞配達のアルバイトをしたことがある。配達の初日，著者に１冊の横長の帳簿が与えられた。帳簿の各ページには配達先の名前が５軒分ほど行を変えて大きな文字で縦に書かれていた。名前と名前の行間には，移動の参考にするためのメモが付記されていた。たとえば，Ａさんとの名前の行間には「来た道を直進，50m先の角を左折し右側４軒目」などと書かれていた。このメモに従って，Ａさんの家からＢさんの家へ移動するわけである。初めの３日間は指導係の人が同行してくれた。帳簿に書かれているメモをたよりに移動していると，途中でコースを間違えることが何度かあった。その度に指導係の人からお小言があった。

　配達を始めた直後の最初の日曜日，配達地域が記載された地図を書店で手に入れ，昼間の明るい時間帯に配達コースを１人で回り，その地図に配達コースと配達先を描き込んだ。その翌日からは，帳簿に併せてその地図を参考にすることにより，１人で楽に配達をすることができた。それだけでなく，地図を参考にして近道があることを知ったり，放し飼いの怖い犬がいる家の前を避ける

ためan迂回路を見つけたりした。

　新聞配達に関わる個人的な経験を長々と紹介したのは理由がある。心の苦しみから解放されるための考え方や手法をまとめた著作物は、宗教や心理学に関わるものも含めて身のまわりに数多くあり、それぞれが示唆に富んだ内容を含んでいる。しかし、これらの著作物が、著者にとってちょうどこの配達ルートを示す帳簿のように思われるのである。そこで述べられている考え方や手法に基づいて自分の心をとらえたり制御したりしようとしても、それは容易ではない。思うようにはならない。水をつかもうとするときのように、心はするりと逃げてしまう。そして進むべき方向を見失ってしまうこともある。帳簿に記されている個々の指示に従って移動を試みるが、自分の立ち位置を把握できていない新聞配達人（かつての著者）の状況に似ている。もし配達ルートを描き込んだ地図のような手段、つまり自分の心のメカニズムを客観視できる手段があれば状況は変わってくる。新たな視点から心をとらえることができるようになり、これまでの著作物で述べられていることがらがより理解できるようになる。本書の内容はそのような手段としての役割を果たしてくれるのではないかと考える。

　ただ、本書で示したニューラルネットワークモデルは、心の苦しみに関わる脳の機能をきわめて巨視的に単純化して表したモデルである。そのため、心の苦しみのメカニズムを十分に解明できているとは言い難い。今後、より細部に踏み込んだモデル化を行うことにより、多様な心の苦しみを説明できるようになることが望まれる。

　本書の後半では、ニューラルネットワークモデルをもとにして、主に初期仏教で説かれている教えを種々の観点から解釈した。仏教学者の佐々木閑氏は、著書の中で、

**　この先、脳科学が、「己の心を見よ」と言った釈迦の教えの強力な支えになっていくことは間違いない。仏教と脳科学の間に生まれるかもしれない、新たな知の世界に大いに期待している。**

と述べておられる[51]。本書で考察した内容が、このような期待に多少なりとも沿えば幸いである。

執筆にあたっては，できるだけ多くの参考文献に目を通して正確を期したが，著者の浅学菲才のため，誤りや不適切な箇所が含まれている可能性がある。諸賢からご叱正を賜り，本書の内容を良くしていきたいと考えている。

　本書を著すにあたっては，著者がかつてNTT研究所に勤務していたときに得たニューラルネットワークに関する知識が基礎になっている。当時の上司である島田禎晉氏（工学博士）からは，ニューラルネットワークの電気通信への応用について，研究を始めるきっかけと助言を頂くとともに，研究を進めるうえで便宜を図って頂いた。

　また，坐禅を通して得た自らの経験や知識も執筆するうえでの基礎になっている。臨済宗円覚寺派泥牛庵の丸山石栽住職からは，これまで26年間，日曜日の早朝に開かれる坐禅会において，坐禅についてご指導を頂くとともに仏教に関わるさまざまなお話をお聞かせ頂いた。

　出版にあたっては，東京電機大学出版局の吉田拓歩氏から，原稿の細部にわたって適切なご指示ならびにご助言を頂いた。

　末尾ながらこれらの方々に深く感謝いたします。

　2016年11月　東京・千住にて

松本　隆男

参考文献

[1] 宮沢賢治:「農民芸術概論綱要」『校本 宮沢賢治全集』第12巻（上），筑摩書房 (1975)

[2] 警察庁統計資料（https://www.npa.go.jp/toukei/index.htm/）

[3] 渡辺照宏:『新釈尊伝』，大法輪閣 (1968)

[4] T. Stcherbatsky（金岡秀友訳）:『大乗佛教概論』，理想社 (1969)

[5] 今枝由郎:『ブータン仏教から見た日本の仏教』，NHK出版 (2005)

[6] 茂木健一郎:『脳と仮想』新潮文庫8168，新潮社 (2007)

[7] 甘利俊一:『神経回路網の数理 ——脳の情報処理様式——』産業図書 (1990)

[8] 中野馨 編著:『ニューロコンピュータの基礎』，コロナ社 (1991)

[9] T. Matsumoto and M. Koga, Novel learning method for analogue neural networks, *Electronics Letters*, 26, 15, pp.1136-1137 (1990)

[10] A. Aisawa, K. Noguchi, M. Koga, T. Matsumoto, and Y. Amemiya, Very-High-Speed Analog Neural Network LSI Using Super Self-Aligned Si Bipolar Process Technology, *IEICE Trans. Electron.*, Vol. E-77-C, No. 6, pp.1005−1008 (1994)

[11] 池見酉次郎，弟子丸泰仙:『セルフ・コントロールと禅』NHKブックス399，日本放送出版協会 (1990)

[12] 有田秀穂，玄侑宗久:『禅と脳 ——「禅的生活」が脳と身体にいい理由』，大和書房 (2005)

[13] 盛永宗興 編:『禅と生命科学』，紀伊国屋書店 (1994)

[14] 河合隼雄，清水博，谷泰，中村雄二郎，門脇佳吉，西川哲治 共編:『宗教と科学の対話』ほか，岩波講座「宗教と科学」全12巻，岩波書店 (1995)

[15] T. Matsumoto, Connectionist model accounting for retardation of cognitive-dissonance reduction caused by attention-focus switching, *Proceedings of the 34th annual meeting of the Cognitive Science Society*, pp.1978-1983 (2012)

[16] T. Matsumoto, Connectionist interpretation of the association

between cognitive dissonance and attention switching, *Neural Networks*, 60, pp.119-132 (2014)

[17] M. F. Bear, B. W. Connors, M. A. Paradiso 共著（加藤宏司，後藤薫，藤井聡，山崎良彦 監訳）：『神経科学 ——脳の探究——』，西村書店 (2007)

[18] 村上郁也 編：『イラストレクチャー 認知神経科学 ——心理学と脳科学が解くこころの仕組み——』，オーム社 (2014)

[19] W. K. Taylor, Electrical simulation of some nervous system functional activities, *Third London Symposium of Information Theory* (1956)

[20] M. Spitzer（村井俊哉，山岸洋 訳）：『脳 回路網のなかの精神 ——ニューラルネットが描く地図——』，新曜社 (2005)

[21] 守一雄，都築誉史，楠見孝 編著：『コネクショニストモデルと心理学 ——脳のシミュレーションによる心の理解——』，北大路書房 (2001)

[22] J. J. Hopfield, Neural networks and physical systems with emergent collective computational abilities, *Proceedings of the National Academy of Sciences*, 79, pp.2554-2558 (1982)

[23] R. C. O'Reilly and Y. Munakata, *Computational explorations in cognitive neuroscience*, The MIT Press, Cambridge (2000)

[24] R. Rojas, Neural Netwoks, Springer-Ferlag (1996)

[25] D. O. Hebb（白井常 訳）：『行動の機構』，岩波書店 (1957)

[26] 久野宗，三品昌美：『脳・神経の科学 I ——ニューロン』，岩波書店 (1998)

[27] K. Fox, E. Bienenstock, T. Bonhoeffer, J. H. Byrne, M. Davis, Y. Fregnac, A. Gierer, M. Hubener, M. D. Mauk, C. J. Shatz, M. P. Stryker, Group Report : To What Extent Are Activity-dependent Processes Common to Development and Learning?, T. J. Carew, R. Menzel, and C. J. Shatz (Eds.), *Mechanistic Relationships between Development and Learning*, John Wiley & Sons, Chichester (1998)

[28] 杉山昌平：『微分方程式』，培風館 (1978)

[29] T. Kohonen, Correlation matrix memories, *IEEE Transactions on Computers* C-21, pp.353-359 (1972)

[30] H. D. Block, The Perceptron : a method for brain functioning. I,

Reviews of Modern Physics，34，pp.123-135（1962）

［31］J. S. Bowers，What is a grandmother cell? And how would you know if you found one?，*Connection Science*，23，2，pp.91-95（2011）

［32］A. C. Guyton，*Basic Neuroscience：Anatomy and Physiology*，W. B. Saunders Company（1987）

［33］T. Kohonen，Self-organized formation of topologically correct feature maps，*Biological Cybernetics*，43，pp.59-69（1982）

［34］D. E. Rumelhart，G. E. Hinton，and R. J. Williams，Learning internal representations by error propagation，D. E. Rumelhart and J. L. McClelland（Eds.），*Parallel Distributed Processing：Explorations in the Microstructures of Cognition*，Vol.1．MA：MIT Press，pp.318-362（1986）

［35］J. A. Feldman and D. H. Ballard，Connectionist model and their properties，*Cognitive Science*，6，pp.205-254（1982）

［36］T. R. Shultz and M. R. Lepper，Cognitive Dissonance Reduction as Constraint Satisfaction，*Psychological Review*，103，2，pp.219-240（1996）

［37］M. E. J. Masson，A distributed memory model of semantic priming，*Journal of Experimental Psychology：Learning，Memory，and Cognition*，21，1，pp.3-23（1995）

［38］J. Cooper，*Cognitive Dissonance-Fifty Years of a Classic Theory*，SAGE Publications Ltd（2007）

［39］E. Harmon-Jones and J. Mills（Eds.），*cognitive dissonance-progress on a pivotal theory in social psychology*，American Psychological Association（1999）

［40］L. Festinger（末永俊郎 監訳）：『認知的不協和の理論 ——社会心理学序説——』，誠信書房（1986）

［41］市川又彦 訳註：『全訳イソップ物語（Ⅰ）』学生文庫165，南雲堂（1976）

［42］J. W. Brehm，Postdecision change in the desirability of alternatives，*Journal of Abnormal & Social Psychology*，52，pp.384-389（1956）

［43］J. L. Freedman，Long-term behavioral effects of cognitive dissonance，*Journal of Experimental Social Psychology*，1，pp.145-155（1965）

［44］禅文化研究所 編：『一休道歌 ──三十一文字の法の歌』，禅文化研究所（1997）

［45］J. S. Antrobus, J. L. Singer, S. Goldstein, and M. Fortgang, Mindwandering and Cognitive Structure, *Transactions of the New York Academy od Sciences*, 32, 2, pp.242-252（1970）

［46］D. Serletis, O. C. Zalay, T. A. Valiante, B. L. Bardakjian, and P. L. Carlen, Complexity in Neuronal Noise Depends on Network Interconnectivity, *Annals of Biomedical Engineering*, 39, 6, pp.1768-1778（2011）

［47］村上護 編：『山頭火 一草庵日記・随筆』＜四国遍路日記＞，山頭火文庫 4，春陽堂書店（2011）

［48］白洲正子：『西行』新潮文庫 5713，新潮社（2011）

［49］R. Fergusson and J. Law,（Eds.）, *Dictionary of Proverbs*, Market House Books, London（2000）

［50］Alain（村井章子 訳）：『幸福論』，日経 BP 社（2014）

［51］佐々木閑：『日々是修行 ──現代人のための仏教 100話』ちくま新書 783，筑摩書房（2011）

［52］（中村元 訳）：『ブッダのことば ──スッタニパータ──』岩波文庫 33-301-1，岩波書店（2011）

［53］並川孝儀：『『スッタニパータ』──仏教最古の世界』，岩波書店（2008）

［54］中村元，福永光司，田村芳朗，今野達 共編：『岩波 仏教辞典』，岩波書店（1991）

［55］村上護 編：『山頭火 行乞記』＜行乞記（前編）＞，山頭火文庫 2，春陽堂書店（2011）

［56］（入谷義高，溝口雄三，末木文美士，伊藤文生 訳注）：『碧巌録（上）』岩波文庫，岩波書店（2008）

［57］鈴木大拙：『一禅者の思索』講談社学術文庫，792，講談社（1992）

［58］（中村元 訳）：『ブッダの真理のことば・感興のことば』岩波文庫，33-302-1，岩波書店（1997）

［59］（長尾雅人，丹治昭義 訳）：『大乗仏典 第七巻』，中央公論社（1978）

［60］（古田紹欽 訳注）：『無門関』角川文庫 1383，角川書店（1969）

［61］朝比奈宗源：『無門関提唱』，山喜房佛書林（1987）

[62] 杉全泰：『坐禅入門』，佼成出版社（1988）
[63] 法然：『選択本願念仏集』岩波文庫33-340-1，岩波書店（1997）
[64] 鎌田茂雄：『禅とはなにか』講談社学術文庫409，講談社（1991）
[65] 大森曹玄：『参禅入門』講談社学術文庫717，講談社（1991）
[66] 秋月龍珉：『公案』ちくま文庫620，筑摩書房（1987）
[67] 松本隆男：『犬から教わった禅 —— 在家者として体験したこと，考えたこと——』，レーヴック（2010）
[68] 東京大学佛教青年会 編修：『佛教聖典（改訂版）』，三省堂（1957）
[69] 道元（水野弥穂子 校注）：『正法眼蔵（一）』岩波文庫33-319-0，岩波書店（1994）
[70] 宮沢賢治：「雨ニモマケズ手帳」『校本 宮沢賢治全集』第12巻（上），筑摩書房（1975）
[71] 染川英輔，小峰弥彦，小山典勇，高橋尚天 共著：『曼荼羅図典』，大法輪閣（2013）
[72] 『太陽　特集・禅のかたち』，平凡社（1990）
[73] 高楠順次郎 編：『大正新脩大蔵経　第4巻　本縁部下』，大正新脩大蔵経刊行会（1988）
[74] 養老孟司，アルボムッレ・スマナサーラ，釈徹宗：『無知の壁』サンガ新書062，サンガ（2014）
[75] 横田南嶺：『禅の名僧に学ぶ生き方の知恵』，致知出版社（2015）
[76] 岡野守也：『大乗仏教の深層心理学『摂大乗論』を読む』，青土社（2011）
[77] 横山紘一：『わが心の構造　『唯識三十頌』に学ぶ』，春秋社（1996）
[78] 長谷川岳史：「転識得智に関する唯識諸家の見解 ——インド・中国篇——」『龍谷大学佛教学研究室年報7』，pp.22-37（1994）
[79] 鈴木大拙：『禅とは何か』角川文庫987，角川書店（1968）
[80] 梅原眞隆 訳註：『歎異鈔』角川文庫821，角川書店（1971）
[81] 相田貞蔵，田中卓史，中川貴，松原和宣：『基礎電子回路』，培風館（1998）
[82] 中川孝：『六祖壇経』，たちばな出版（1995）
[83] 西村恵信：「己事究明の思想を求めて」『龍谷大学佛教文化研究所紀要』No.37，pp.115-131（1998）

索　引

■英　字
Brehm の実験 ……………… 39, 63
Freedman の実験 …………… 42, 67
Hebb の法則 ………………… 11

■ア　行
雨ニモマケズ ………………… 135
阿頼耶識 ……………………… 157
安定状態 ……………………… 20

意識の切り替え ……………… 76
イソップ物語 ………………… 36
一禅者の思索 ………………… 101
因縁 …………………………… 110

ウダーナヴァルガ ……… 102, 126

依他起性 ……………………… 156
縁起思想 ……………………… 155
円成実性 ……………………… 156

おばあさん細胞 ……………… 17
重み ………………………… 8, 54

■カ　行
海馬 …………………………… 3
核 ……………………………… 4
学習 …………………………… 11
仮想の認知対象 ……………… 52
可塑性 ………………………… 11

観法 …………………………… 125
狐と葡萄の話 ………………… 36
行乞記 ………………………… 99
極限値 ………………………… 12
極小点 ………………………… 32

空 ……………………………… 110
苦しみのトライアングル …… 72, 94

結合 …………………………… 6
結合領域 ………………… 51, 157
嫌悪 …………………………… 95
現実の認知対象 ……………… 52
原始仏教 ………………… iv, 94

後悔 …………………………… 46
興奮状態 ……………………… 4
興奮性シナプス ……………… 6
五蘊 …………………………… 106
心の苦しみ …………………… 45

■サ　行
細胞 …………………………… 4
坐禅 ……………………… iii, 123
坐禅儀 …………………… 123, 126
坐禅和讃 ………………… 123, 163
雑音 …………………………… 76
悟り …………………………… 155
三性 …………………………… 156
三毒 …………………………… 98

178

索　引

自我……………………………………… 149
持戒……………………………………… 118
しきい値………………………………… 5, 8
軸索………………………………………… 4
四弘誓願………………………………… 139
自殺…………………………………… i, 135
視床…………………………………… 3, 51
視床下部……………………………… 3, 50
自然対数の底…………………………… 13
四諦……………………………………… 164
四智……………………………………… 158
シナプス……………………………… 2, 6
釈迦………………………………………… i
差別……………………………………… 102
樹状突起…………………………………… 4
主体ユニット…………………………… 52
出力………………………………………… 8
出力層…………………………………… 15
精進……………………………………… 122
情動………………………………………… 3
正法眼蔵………………………………… 130
初期値…………………………………… 13
初期仏教……………………………… iv, 94
諸行無常………………………………… 107
諸法非我………………………………… 109
諸法無我………………………………… 110
自律神経………………………………… 50
自律神経系………………………………… 3
神経科学………………………………… iii
神経細胞……………………………… iii, 2
神経伝達物質……………………………… 6
神秘性…………………………………… 127
心理学実験……………………………… 38

スッタニパータ…………………… 95, 106

整合性…………………………………… 23
整合度…………………………………… 24
生と死…………………………………… 141
遷移……………………………………… 28
禅定……………………………………… 123
選択本願念仏集………………………… 127
善と悪…………………………………… 143

双安定性………………………………… 21
双安定ニューラルネットワーク… 19, 51
双安定部………………………………… 53
相互結合型ニューラルネットワーク
　…………………………… 27, 149, 153
側頭葉………………………………… 3, 17

■タ　行

大乗仏教…………………………… ii, 94
大脳皮質………………………………… 2
大脳辺縁系……………………………… 3
大般涅槃経…………………………… 130
多層型ニューラルネットワーク
　…………………………………… 14, 159
歎異鈔………………………………… 163
ダンマパダ………………………… 107, 124

智慧…………………………………… 151
超自我………………………………… 144

定常状態……………………………… 27
定常領域…………………………… 50, 157
電位……………………………………… 5
電気信号………………………………… 4
転識得智……………………………… 160

導関数………………………………… 33

179

索　引

動作状態…………………………… 9, 27
貪欲………………………………… 95

■ナ　行

内分泌系…………………………… 3

入出力特性………………………… 8
入力………………………………… 8
入力層……………………………… 15, 159
ニューラルネットワーク………… 2, 130
ニューロサイエンス……………… iii
ニューロン………………………… iii, 2
　　── のモデル………………… 7
ニューロン群……………………… 27, 103
認知対象…………………………… 50
認知的不協和……………………… 36, 38
認知領域…………………………… 50, 157
忍辱………………………………… 120

ネイピアの数……………………… 13
ネッカーの立方体………………… 22
ネットワーク……………………… 2
念仏………………………………… 127

ノイズ……………………………… 76
脳…………………………………… 2
脳科学……………………………… iii
脳幹………………………………… 3
脳波………………………………… iii

■ハ　行

八識………………………………… 157
パルス……………………………… 4
　　── の発生頻度……………… 4

半眼………………………………… 126
般若………………………………… 151

ヒステリシス……………………… 79
微分………………………………… 33
微分方程式………………………… 13, 33

不安………………………………… 46
フィードバック…………………… 165
布施………………………………… 114
不整合度…………………………… 24
　　── のマップ………………… 71
仏教………………………………… i, 94
不二………………………………… 102
不満………………………………… 46
フリップ・フロップ……………… 21
ブレインサイエンス……………… iii
分別………………………………… 102

碧巌録……………………………… 101
偏計所執性………………………… 156
扁桃体……………………………… 3

法句経……………………………… 107, 143
ホメオスタシス…………………… 3, 50
ホルモン…………………………… iii
煩悩………………………………… 95

■マ　行

マインドワンダリング…………… 76
末那識……………………………… 157
迷い………………………………… 155
曼荼羅……………………………… 139

無明………………………………… 151

180

無門関	104		
迷妄	95		

■ヤ　行

唯識思想	155
維摩経	103
優越感	111
ユニット	7
抑制状態	5
抑制性シナプス	6

■ラ　行

履歴現象	79
リンク	7, 54
ルビンの壺	23
劣等感	111
連合野	3, 18
六識	157
六祖壇経	166
六波羅蜜	114
ロッカースイッチ	21

【著者紹介】

松本隆男（まつもと・たかお）　工学博士
　　　　　　1949年　愛媛県松山市生まれ
　　　　　　大阪大学工学部通信工学科卒業
　　　　　　同大学院工学研究科通信工学専攻修士課程修了
　　　　　　佛教大学文学部仏教学科卒業
　職　歴　日本電信電話株式会社（NTT）研究所勤務
　現　在　東京電機大学工学部情報通信工学科教授
　　　　　　臨済宗円覚寺派泥牛庵　暁天坐禅会幹事
　著　書　『コヒーレント光通信』（共同執筆）電子情報通信学会
　　　　　　『犬から教わった禅　―在家者として体験したこと，考えたこと―』
　　　　　　（単著）レーヴック

ニューロンで解く心の苦しみと安らぎ　脳科学と仏教の接点

2016年11月10日　第1版1刷発行　　　　ISBN 978-4-501-55460-6 C3004

　著　者　松本隆男
　　　　　　©Matsumoto Takao 2016

　発行所　学校法人 東京電機大学　　〒120-8551　東京都足立区千住旭町5番
　　　　　　東京電機大学出版局　　　〒101-0047　東京都千代田区内神田1-14-8
　　　　　　　　　　　　　　　　　　Tel. 03-5280-3433（営業）03-5280-3422（編集）
　　　　　　　　　　　　　　　　　　Fax. 03-5280-3563　振替口座 00160-5-71715
　　　　　　　　　　　　　　　　　　http://www.tdupress.jp/

[JCOPY] ＜(社)出版者著作権管理機構 委託出版物＞
本書の全部または一部を無断で複写複製（コピーおよび電子化を含む）することは，著作権法上での例外を除いて禁じられています。本書からの複製を希望される場合は，そのつど事前に，(社)出版者著作権管理機構の許諾を得てください。また，本書を代行業者等の第三者に依頼してスキャンやデジタル化をすることはたとえ個人や家庭内での利用であっても，いっさい認められておりません。
［連絡先］Tel. 03-3513-6969，Fax. 03-3513-6979，E-mail：info@jcopy.or.jp

　　制作：(株)蝉工房　　印刷：(株)加藤文明社　　製本：渡辺製本(株)
　　装丁：齋藤由美子
　　落丁・乱丁本はお取り替えいたします。　　　　　　　Printed in Japan